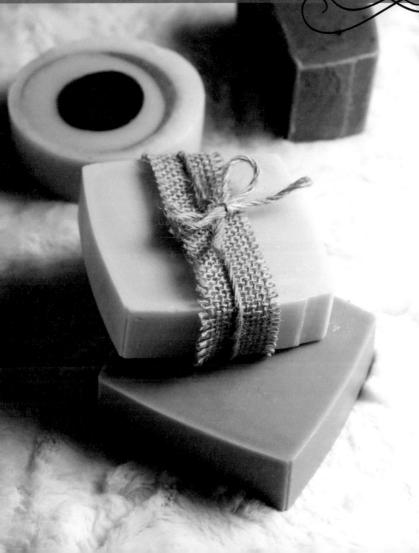

自皂
健康

The Magic of Flowers

回歸自然，看見心中的恬適

　　古今中外的原住民醫者與薩滿巫師都知道植物具有靈性本質，而我們所有的需求都可以取自造物者所創造的大自然裡，並深信療癒力量源自其中，他們相信造物者種了一棵神聖的樹，給予在地球上所有的人類，使我們擁有療癒、力量、智慧與安全感，循此而生的是一種尊敬，與一種尋求身心靈平衡的關係。隨著文明發展，帶來便利生活的同時，我們則面臨著人造環境所創造的威脅，也產生許多無可避免的壓力和焦慮，近年來，在環保樂活的意識推動下，人們傾向追求的是更健康並愉悅的生活模式，因此如何以天然又簡單的方法，讓人們從充滿壓力的庸庸碌碌中，獲得身心靈的平衡，的確是每個人都需要重新學習與改變的。此外，由於主流西醫對於某些疾病或情緒問題仍然無效，以及近年來防老保健與預防醫學的觀念盛行，嘗試另類療法（Complementary and AlternativeMedicine, CAM）的比例不斷上升，而書中談及的草藥、花精和芳療都屬於另類療法的範疇，並逐漸開始受到越來越多人的重視。

　　人們認為身體沒有疾病就是健康的狹義觀念，在過去數十年間已經改變，身為一個追求全人概念（世界衛生組織在 1998 年就已提出「健康不僅為疾病或羸弱之消除，而是體格、靈性與社交之完全健康狀態」）的整體照護師（holistic care），在長年應用且熟稔各個另類療法的經驗和理解之下，無不將全部所學帶入生活裡，幫助自我與身旁的親友或毛孩，將自然無負擔的概念躬行實踐。毋論是藥草、花精、芳療和手工皂，其實只需要具備基礎概念和知識，就足夠輕鬆活用在每日的情況當中，協助我們緩解每天感受到的心裡煩憂或肢體不適。本書中除了包含關於這四大類的資料訊息，尚有實作方法的說明，對於初接觸的新手來說，既是一本易懂的工具書，也是一本日常應用書，至於早已習得知識技巧的朋友，但仍渴望親身體驗與藥草、花精、芳療和手工皂別具一格的新生活，本書中簡單又容易入手的方法，請一定要試試看喔。

　　完整的個體是在身體、心智、靈魂三個方面都能健全且平衡，若要獲得健康並愉悅的生活，關乎於個體對自我狀態的覺察與實踐。在閱讀此書之後，如果我們可以進一步透過花精來瞭解自己，並且懂得如何選擇適合的花精來調適自我情緒，或在需要的時候喝杯藥草茶或運用芳香療法，來釋

放內心壓力並平撫身體的異樣感，或在追求安全和自然的理念中，著手自己動手製作手工香皂和自用保養品，都將會是一個非常美好的開始。且讓我們更全面地融入在這份輕快自在中，享受恬適安心的生活，讓自己時時感到快樂滿足，一同創造真正健康和豐盛的人生。

布媽

推薦人簡介

布貓花園療癒莊園主持人
資深動物溝通師、英國巴曲花精/動物花精諮商師、臼井靈氣導師、台灣手工皂
推廣協會認證師資

給樂於探索新自我的您

　　一直很想寫一本關於「綠植物＆自我療癒」的書籍，並且結合 DIY 的樂趣，將療癒理論與實際手作融合在一起，讓無論是過著片刻不得閒的家庭主婦、上班族，或是過著退休悠閒生活的銀髮族，都能受惠。本書的出現，就是想讓一成不變的平凡生活變得不再平凡！

　　寫這本書的起因，單純只是想讓看似抽象的「自我療癒」，用淺顯易懂的方式，來帶動讀者去理解，同時搭配在生活中實際的應用，來詮釋出自我療癒的方式，其實可以很簡單──只要我們平時願意多花點時間跟自己相處，就可以讓自己過著愉悅的身心靈健康生活。

　　在一個寧靜的午後，點一支自己喜愛的精油、喝一杯適合自己體質的藥草茶，沉澱一下紛擾的心靈；或是晨起時固定喝點放鬆情緒的花精，讓自己擁有一個元氣滿滿的一日之晨，接受一整天的各種挑戰！或是在一天的忙碌工作之後，給自己一個忘卻煩惱的沐浴，擦上芬芳的自製乳液，這麼簡單地「日常保養」，就可以讓自己過得無論是心靈或身體的簡單療癒生活。

　　從小培養的手作興趣，一直在我的生命中扮演著重要的角色。自 2007 年開始踏入手工皂界教學，沒想到至今已是十載光陰，授課跟學習一直是我生命中不可或缺的快樂泉源。2007 年我也開始接觸「藝術治療」，當時我就有將「手工皂製作」（簡稱「自皂」）與「藝術治療」作結合的想法，我們讓學員們透過手工皂的製作過程，釋放糾結在生活中的情緒與緩解壓力，而我盡己所能地將上課的氣氛維持在一種輕鬆愉快的氛圍裡，當學員們小心翼翼的按步驟完成自己的手工皂後，開心的拿來沐浴洗臉，或是用來清潔環境讓家裡變得一塵不染，我所看到的是每個人臉上洋溢著充滿成就感的滿足笑容。

　　爾後，又接觸了芳香療法，更希望將「自我療癒」的概念結合在日常生活中。而在我 2015 年有幸跟著大中華地區 Bach（台譯「巴哈」）花精 BIEP 全系列課程負責人許心馨老師，學習完整的 Bach 花精療法後，更有了把我近十年來所學的手工皂、芳香療法、Bach 花精療法……等自然療法作結合，寫一本使用自然簡單的方式來協助大家提升生活跟健康品質的實用書。

其實，這樣以 Bach 花精、芳香療法組成的療癒方法，在歐美跟日本等醫學發達的國家，已盛行多年，且效果非常顯著。因此，我希望我們的讀者們也能同步分享。雖然這些另類療法並不是要完全取代傳統的醫療，但卻可以透過「天然草本植物」本身的療癒特性，獲取更自然、完整的療癒。

本書的主要立意，在於幫助讀者當我們在充滿壓力緊繃的生活狀態下，在跳脫傳統醫療的框架下，尋求不依賴藥物就能安心面對身心不適的良方──結合源自於英國、德國的芳香療法，與英國 Bach 花精療法即能讓自己的身心靈都處在最佳狀態之中。

同時，為了讓從沒接觸過芳香療法、花精療法、手工皂與保養品 DIY 的讀者，能夠得到由淺到深的正確知識，我整合了所有相關資訊，準備了豐富的照片，並邀請負責 Bach 國際認證課程（BIEP）、專門訓練註冊在英國 Bach 中心的國際花精諮商師（BFRP）的 Victoria Hsu 許心馨老師，來跨刀撰寫與 Bach 花精相關的正確應用知識。在海外有多年豐富教學與個案（幫助企業高階團隊和來自跨文化背景的各界）經驗的心馨老師，為本書設計了一個透過花精自我探索的章節，希望讀者們在她的輕鬆引導下，能快樂地踏上突破自我、調整生命方向的花精自癒之旅。

除了感謝各界的師友以外，我也感謝攝影師林佩謹小姐將我的作品拍攝成美麗的照片，感謝我兩個寶貝學生 Wendy 跟惠瑜，協助完成這個美好的任務。

謹以此書獻給樂於探索自己尚未被發現的才華、願意自「皂」幸福、學習用天然簡單方式讓自己的身體恢復平衡的讀者們，祝福大家都能讓自己選擇過不生病不吃藥、身心靈健康的幸福人生！

愛美麗

一花一世界、一葉一菩提——
親近植物，讓我們重拾內在的智慧和喜樂

因為 Bach 花精，我和愛美麗老師在失聯且各自旅居異國多年後，奇蹟般地重逢。深愛芳草植物的我們，都很希望有本讓喜歡植物、相信自我療癒力量的朋友們，能輕鬆愉悅地接觸到全頻譜植物療癒能量的書。感謝英國 Bach 中心和文經出版社所有參與本書工作的同仁們，讓這本關於植物精油和花精生活應用的書，能夠如我們期待地呈現在讀者的眼前。

植物世界的生命智慧豐富而有趣，卻往往不為人知。記得多年前我的忘年交，也是華人世界花精療癒之母崔玖教授，以及生命導師陳國鎮教授，一起為 Bruce Lipton 博士《信念的力量》一書作序時，就曾提醒讀者，要以更廣闊的方式探索生命和科學。陳教授跟我們這群來自各行各業、隨漢聲出版社吳美雲女士每個月相聚共修的「神仙班」好友們，分享了許多關於意識和能量的感悟，讓我們得以透過物理科學、信息醫學和他獨門的「生命多重結構觀」窺探生命智慧。我的薩滿導師阿貝托 · 維洛多（Alberto Villoldo）博士，則教導我善用植物和天地信息，訓練自己進化為有能量感知力的新人類。這些關於信息場域、性靈成長與植物界智慧的知識，讓我在接觸花精的十年間，能不把花精當成療癒失衡情緒的處方，而是勤懇地積累花精在身心靈修復、明心見性（認識靈魂目標與其發展方向）方面的實務應用。

在取得 BFRP 資格後，我深信 Bach 醫生的自我療癒心法和花精智慧相輔相成，可以深入地協助人們以回歸身心健康的自然醫學角度，重新認識自己、設定疆界，從慣性失衡的盲點中找回自我領導力、打開生命創造力；因此，我欣然接受英國指派，從 2013 年開始承擔 BIEP Coordinator 這個無薪酬之職，逐年推展、教授全系列中文版的 Bach 花精國際認證教育課程。我衷心希望所有研習花精的同學都能把自己的觸角展開，透過和芳草植物信息直接的交流和互動發現，「我們都是因為自己而受苦」的實相，進而願意重拾自我療癒的畫筆，帶領自己重設生命的無限可能。

植物界能教導我們回歸天人合一的智慧信息，是如此簡單、深刻而雋永。所以，雖然本書中涉

及花精的篇幅不多，但相關的自我測試和個案分享，應足以讓從未接觸過 Bach 花精的讀者，對這按七組情緒分類的 38 種花精，能有基礎而實用的認識。在此，我特別感謝英國 Bach 中心，能參與指導關於把個人製作、自用的手工皂中加入花精應用的討論，也要代 Bach 中心鄭重地提醒各位讀者本書所提到任何關於花精應用的配方，都不是針對大型商業製造販售的香皂而論的 —— 因為「療癒」是件非常「個人」的事情，所以也不會有任何一成不變、人人通用的固定配方 —— 哪怕是遇到相似的生命考驗，每個人各異的性格和情緒感受，都有可能使其所需的花精配方大不相同。所以，當讀者願透過花精協助自己恢復身心平衡時，能準確地依照自己失衡的情緒，選擇內服花精，或利用所選的花精來製作成自我療癒的日常用品，才是本書向您介紹花精的宗旨。

　　我衷心期待這本充滿著愛與祝福能量，串連起我和愛美麗老師豐富經歷和創意的植物系自我療癒書，能為讀者帶來身心靈健康快樂的喜悅和自由。祝福大家都能親手為自己開創幸福！

許心馨

Contents

Part 1　輕鬆使用各種自然療癒，製造生活小確幸

1-1 手工皂的自我療癒 ｜22

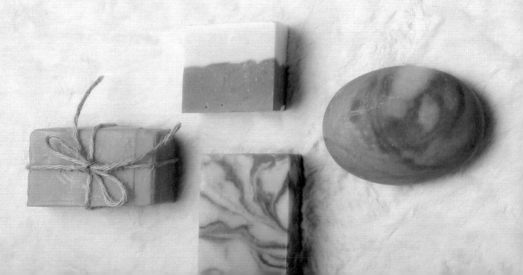

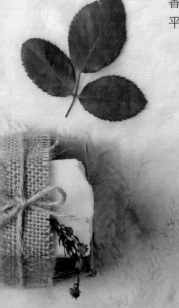

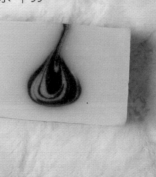

Part 2　自皂健康的療癒植物

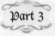

Part 3　Q & A 療癒植物大哉問

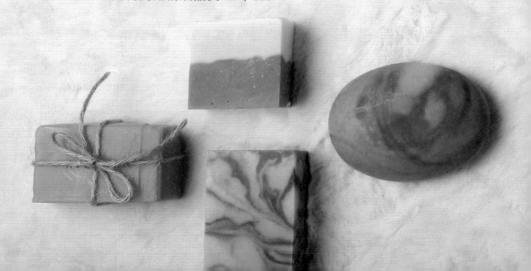

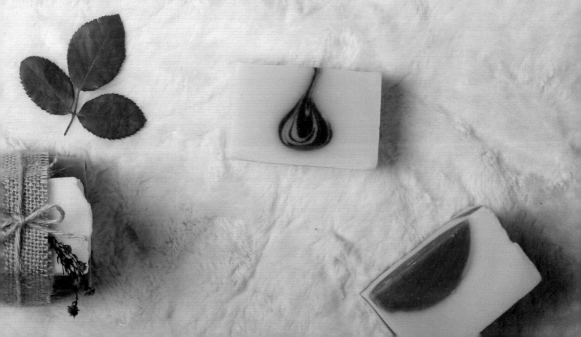

自皂健康的 simple life

　　現代人終日庸庸碌碌埋首在生活事務中，或為了自己的工作，或為了家人而付出，也許行程計劃排滿了每一天。

　　我們常常在現實忙碌的環境中，必須面對許多壓力，甚而造成心靈或身體上的疾病。我們可能一開始沒有察覺，直至身體出現了病痛，才會想到自己是否該接受醫療的幫助。而生病了趕緊去醫院診所找醫生治療，或是根本沒時間看醫生，直接到藥房買成藥來解決身體上的病痛，好像已是現代生活中不可避免的事情了。

　　大部份生理上的病痛，透過現代醫療可以快速地解決問題，然而心理上的煩惱，卻經常被人們忽略。有時候當我們身體上無病無痛，但在經歷繁雜的一天後，當心靈沈澱下來時，內心總有種寂寞空虛或總少一點什麼的感覺。或是對生活感到無奈、煩躁，甚至有許多人感到自己被生命的洪流所吞沒，產生了困境與痛苦，這時，如何將自己脫離身體或心靈的痛苦，即是療癒的開始。

　　有句俗語說：「是藥也是毒。」生病求助專業的醫生取得正確的醫療資源固然好，但有否想過長期吃藥的結果，會讓身體產生抗藥性或是引發其他副作用。經常是醫好了這個問題，卻引發另外的問題。無論是吃中藥或是西藥，都很容易遇到的窘境。也許可以試著另一種方式，不使用強效的藥物治療，而改用溫和的植物自然療法，讓自己的身心靈以緩和而安全的方式自然痊癒。

花草的自然療癒

　　在國外「自我療癒」的概念早已行之有年，而在台灣也開始逐漸意識到藥品的後遺症，也開始關注各種自然療法的資訊。無論是使用最常見的食物療法或科學化的保健食品，各種吃的、用的健康產品琳琅滿目。

　　健康器材或馬拉松、騎腳踏車等健身運動也開始流行，更有許多關於自我療癒的健康資訊在電視或網路等媒體曝光，讓大家開始關注自己的健康問題，除了依賴傳統醫療之外，也會想使用更天然安全的自然療癒方式，而本書的主旨就是提供讀者利用近幾年在台灣也很盛行的療癒的工具：純天然精油、天然藥草茶、Bach 花精、純天然植物油、天然純露等等素材，來自己製作一些療癒的小妙方以期「自我療癒」，減少對傳統醫療模式的仰賴。

而這些自然療法所使用的素材都是來自大自然界的天然植物，並藉此跟大家介紹關於芳香療法、天然藥草療法、Bach 花精情緒療法、生活ＤＩＹ療法等資訊。雖然坊間關於上述幾種療法的書籍已經不勝枚舉，但將上述幾種療法作整合並靈活運用卻是本書最大的特色，歡迎有興趣的讀者跟著我們一起來探索這段不平凡的自我療癒之旅，一起來製造各種生活的健康小確幸！

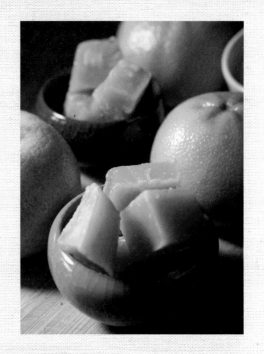

　　的確，傳統療法跟另類療法各有好處，但若考慮安全性，自然療法是所有療法中最安全、也是最簡單的。

　　以下是各種療法使用工具的比較圖：

	傳統療法			另類療法		
	中藥		西藥	民俗祕方	科學提煉的健康食品	自然植物
優點	傳統中藥	科學中藥		通常療效不錯。	有療效，但療效因人而異。	若症狀輕微，在幾天內就可以得到改善。
	效果立竿見影。副作用較少。	使用非常方便。	效果最快。			
缺點	煎煮耗費時間。各種禁忌食物需要注意。	已經經過科學加工，不是最原始的中藥效果。	副作用很多。	有些未經醫學實證，安全性較冒險。也有副作用的可能性。	雖然很多萃取自天然食物，但因經過科學加工後，品質參差不齊。	療效慢。

健康的生活療癒

　　無論從傳統中醫或印度阿育吠陀（Ayurveda，意思是：長生之術）等古老的傳統醫學認知裡，人類是由身、心、靈三個層次所組成的整體。因此人類之所以會產生疾病，根源在於「整體失去平衡」，讓身、心、靈均處於和諧的狀態才是健康的意義。

　　芳香療法、藥草療法、花精療法、生活 DIY 是現下坊間很流行的健康療癒方式，本書綜合歸納以上幾種在歐美跟日本等各地非常盛行的自然療癒方式，並結合這幾種療癒方式，應用在日常生活中，當我們在身體或心、靈失去平衡時就能隨時拿來應用，減少跑醫院診所的次數，像許多醫療費用昂貴的國家一樣，各種小毛病先自己試著解決。

身心不平衡是致病的根源

　　可能很多人有這樣的經驗，一個區區的小感冒如果不是已經干擾到我們的生活或工作，我們不會覺察到自己生病了，因此我們經常是先發現到頭痛難耐、精神無法集中、咳嗽不停、說話困難，甚至大熱天還怕冷需要穿很多衣服，才知道自己原來已經發燒了，才會關心到自己身體違和了。

　　所以當我們生病的時候最先注意到的，總是生理層面的問題；發現自己被身體的各種病痛所困擾以後，才想起是否需要透過醫療方式來解決問題。因此本書先從生理失衡問題開始探究，當發現自己身體抱恙時，如何不先去找醫生或藥物，而是使用更簡單的方式跟工具來幫助自己讓身體恢復健康。

　　然而，心與靈魂的不平靜才是讓我們身體產生病痛的始作俑者，心靈失衡的狀態是最不容易被覺察出來的。因為我們實在太忙了，每天都像陀螺一樣忙碌旋轉的生活，柴米油鹽醬醋茶早已將我們淹沒了。

　　本書的軸心就是提醒讀者關注自己的身心健康，並提供幾種簡單、放鬆的方式，來做身心靈的自我療癒，也衷心企盼大家能夠從學習過程中獲得生活上的樂趣，更祝福大家能夠擁有幸福健康的和諧人生！

　　上述幾種療癒方式的簡介如下：

生理層面的療癒工具：芳香精油、天然藥草茶、生活 DIY

　　萃取自天然芳香植物的香囊，以其藥理性來做療癒的精油，也是大家皆知的療癒方式，若家中總是備好「日常療癒」精油就可以隨時當急救良藥。例如：每次不小心被燒燙燙的熱鍋子燙傷時，高地薰衣草精油就是最好的燙傷藥；喉嚨有點癢癢時，喝點薄荷茶，清涼舒爽又可以提神醒腦；而手工皂、保養品對於皮膚的保養效果更是不容置疑的。

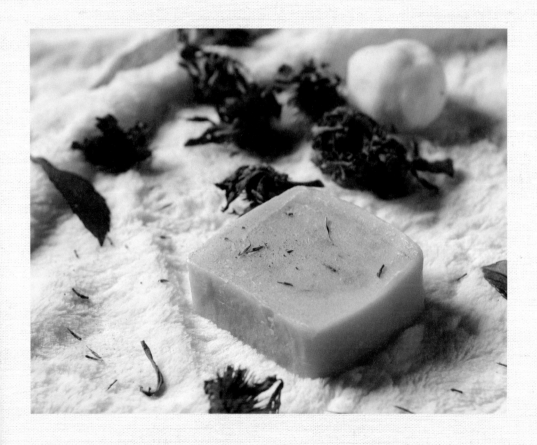

心靈層面的療癒工具：
Bach 花精、芳香精油、天然藥草茶、生活 DIY

　　主要是幫助平衡當下的負面情緒及心理狀態，當內在的心情與靈魂平衡了，感覺愉快時，身體也會變得輕鬆起來，壓力與煩惱當然就一掃而空了。花精與精油對於人類情緒的療癒是大部分讀者都知曉的，至於兩種的差別在 103、104 頁中有詳述比較，在此就不再贅述。但生活 DIY 的心理療癒卻容易被人忽略，在 DIY 的過程中，讓原本煩躁的情緒轉移，讓專注力放在自己的手作物當中，讓心情恢復平靜。而當這些手作品完成的同時，尋回自我的成就感，重拾對自己的自信心。

　　針對這些自然療法的療癒模式，下面簡單表格作為分類應用。本書推薦的療癒工具使用方式：

狀態	精油	花精	藥草茶	生活 DIY
親子關係緊張	香桃木、安息香、佛手柑、桂花、沒藥	觀察為何緊張的情緒來選用適合自己的花精（第 104 頁）	薰衣草、迷迭香、茉莉	建議製作經典馬賽
失戀	佛手柑、杜松、橙花	觀察自己的各種情緒來選用適合自己的花精（第 104 頁）	薄荷、茉莉、桂花	建議製作榛果油皂
抑鬱心情	玫瑰草、甜橙、檜木	觀察為何抑鬱的情緒來選用適合自己的花精（第 104 頁）	百里香、迷迭香、石榴花	建議製作花精皂
面對生離死別	羅馬洋甘菊、甜橙、黑胡椒	觀察自己的各種情緒來選用適合自己的花精（第 104 頁）	羅馬洋甘菊、茉莉	建議製作花精皂
找不到人生方向	馬鬱蘭、乳香	觀察現在的情緒來選用適合自己的花精（第 104 頁）	薄荷、迷迭香	建議製作花精皂
失眠	桔、玫瑰、頡草、真薰衣草、大西洋雪松	觀察讓自己失眠的情緒來選用適合自己的花精（第 104 頁）	茉莉、香蜂草、枸杞	建議製作晚安面霜
痛經	萊姆、肉桂、快樂鼠尾草、岩玫瑰、穗甘松	觀察自己的情緒來選用適合自己的花精（第 104 頁）	洋甘菊、玫瑰、茉莉	建議製做按摩油
更年期失調	快樂鼠尾草、波旁天竺葵、龍艾、玫瑰	觀察自己的情緒來選用適合自己的花精（第 104 頁）	鼠尾草、石榴花	建議製做按摩油

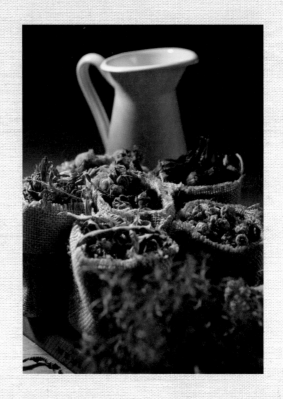

　　以上幾種療癒工具應用在不同的療癒模式上面，融合在日常生活裡面，是本書應用各種療癒的路徑。看似複雜但這些療癒工具都有一個共通點，那就是所有的來源都是源自於「天然植物」，最是符合現代人嚮往的無毒健康生活的概念。

　　在這個食品安全跟生活安全都亮紅燈的社會環境下，實踐香草植物的綠生活，當自然植物的應用融合在日常生活中，也與我們可以試著不再依賴傳統的醫療，而是使用最簡單，最天然安全的方式來療癒自己的身心靈。並且從這種 DIY 的製作過程中得到自我成就感的滿足，簡單而天然的療癒，自己也可以做得到喔！

案例實證

陳媽媽最近跟正在叛逆期的女兒起爭執，處在親子關係緊張的狀態，以至晚上經常睡不好，於是我們建議她可以使用以下方式來試著幫助自己走出負面情緒的陰霾。

1.精油情緒療法：

以香桃木、安息香、佛手柑、桂花、沒藥，做成一小薰香瓶，滴在掌心嗅吸是最簡單的療癒方式，尤其當負面情緒來襲的時候，精油的芬芳能夠使人冷靜下來，所以很多人喜歡使用這種令人愉悅的療癒方式。

2.藥草茶療法：

將薰衣草、迷迭香等藥草，配成複方藥草茶口感會更佳，當成每日水分補充的來源，也能藉由藥草的療癒特性來幫助緩和情緒。

3. 生活DIY：

趁著兒女老公上班上學時，在忙碌家事之餘，播出個兩、三個小時的時間，跟三五好友打一鍋經典馬賽皂（配方在第47頁）。如果有製作手工皂經驗的讀者一定知曉，這個配方著實耗時間與體力，但卻是一種讓自己轉移注意力的最佳療癒方式。

為人父母總是習慣性地將孩子擺在第一位，傾注全力在孩子身上，這對孩子們在無形中無非也是一種壓力，畢竟孩子也是一個獨立的生命個體，他們會有自己個人的想法與行動，當我們在緩和彼此間緊張氣氛的同時，也療癒了彼此之間的靈魂，自然而然地將親子間的關係從遠方拉近了。

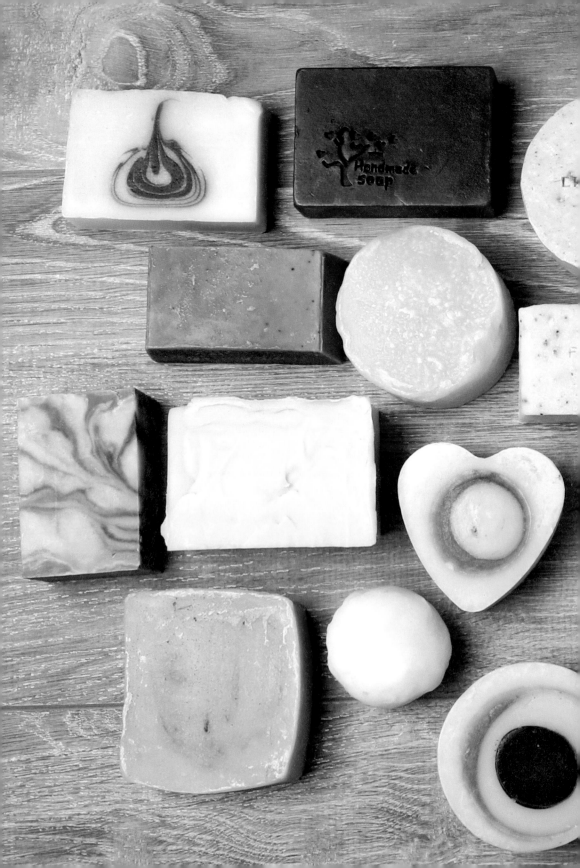

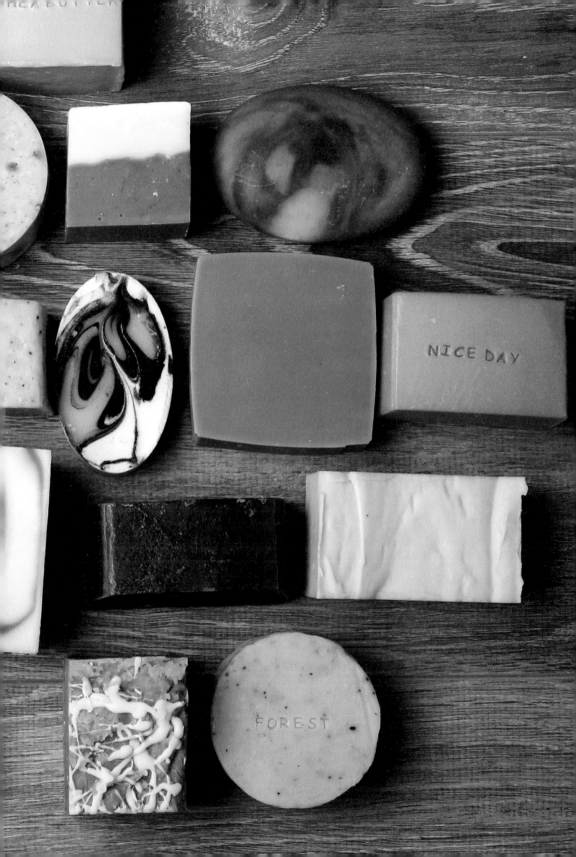

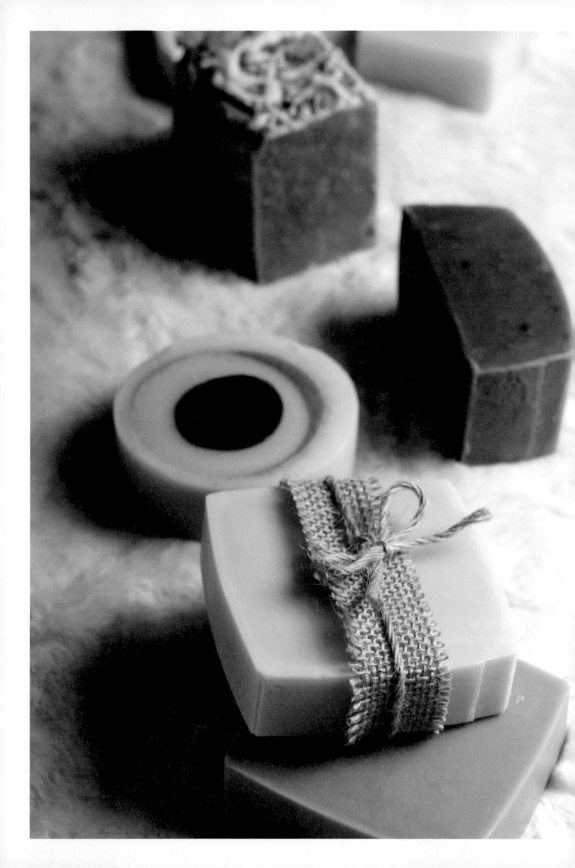

Part 1

輕鬆使用
各種自然療癒，
製造生活小確幸

Part 1

第 1 章

手工皂的自我療癒

　　近年來在台灣非常盛行手工皂製作，主要是因為大家開始關注食品、日用品的安全，因此屬於安全無毒環保主流的保養品及清潔用品DIY，幾乎已是「全民運動」。無論是日夜顛倒總在高度壓力中工作的白領上班族、工作家庭兼顧的職業婦女、為家人盡心盡力的家庭主婦，還是「營營美代子」的退休銀髮族，都非常熱衷參與此行列。

　　有趣的是，一開始大家來玩的初衷：只是因為瞭解手工皂除了清潔環保的功用外，更可以改善問題肌膚，最後竟然是成了無法自拔的「上癮」，深究大家會「上癮」的原因，是由於手工皂的「製作流程」，正是一種「自我療癒」過程。

　　就像這兩年流行的「療癒塗鴉」一樣，在自己動手做的過程中，轉移注意力，讓原本不平靜的心情逐漸冷靜下來。大家在製作手工皂的時候，無論是剛才跟家人起爭執，還是昨天忙到沒時間睡覺，只要進了教室大家都將心力專注在「做皂」上，並熱衷地參與整個過程，這時大家也邊做邊閒話家常，有時候更會攜帶各種自製點心來與同學們分享，就在這樣輕鬆歡愉的氣氛下完成作品，尤其是當過了2、3天之後，「皂寶寶」誕生了，大家都迫不及待地將自己製作「皂寶寶的美麗剪影」上傳在群組裡，跟大家分享成功的喜悅，充滿了開心的滿足感。

　　這十年來我在自己做皂時，對於這樣的歷程也是樂此不彼！然而製作手工皂好玩的地方在於，同樣的材料發下去，同樣的老師解說，有的人做成功，有的人卻做失敗了。而會失敗的原因有各種，在本書的Q&A中收集了許多解答，提供讀者們參考。其實只要用對方法跟配方，手工皂製作起來並不困難，所有素材皆來自於純植物系，安全又環保，也是應用率極高並廣受大眾喜愛的環保產品。

　　本書中所討論的範圍不僅止於整個手工皂製作流程的標準SOP，也會探討製作失敗的各種原因及防治辦法，無論在製造過程或是心靈層面的療癒（你可以回顧、參考Part2第1章關於製作手工皂時，常見的情緒挑戰和適合考慮的花精應用）失敗也是一個重要課題，就如同我們的人生「失敗為成功之母」的同理應用一樣。

　　此篇針對製作流程繁瑣的「最難手工皂配方」詳解製作的每一個環環相扣的細節，並針對市面上最容易失敗的各種原因做分析，讓讀者再也不會浪費材料又可學習如何處理失敗的手工皂。相信在此書中讀者們都可以找到解答。

手工皂製作基礎工具

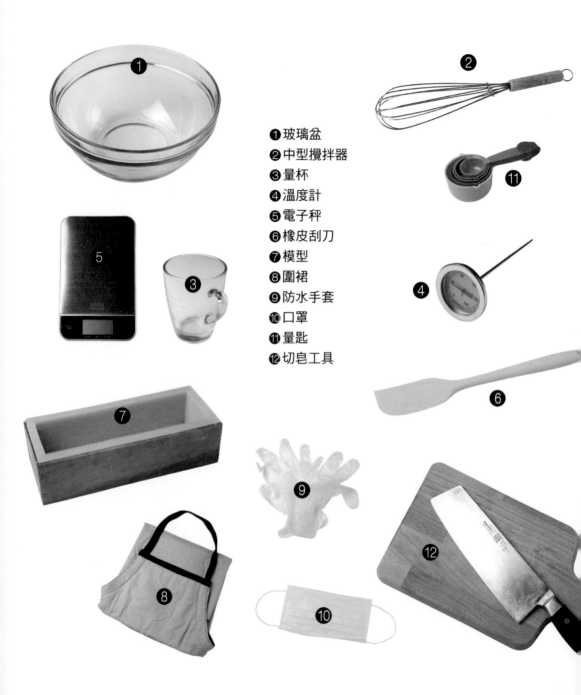

1 玻璃盆
2 中型攪拌器
3 量杯
4 溫度計
5 電子秤
6 橡皮刮刀
7 模型
8 圍裙
9 防水手套
10 口罩
11 量匙
12 切皂工具

冷製皂基初步驟

1 依照計算出的比例
調製鹼水，待鹼水
降溫至適合使用的
溫度。

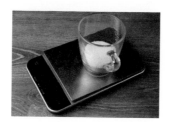 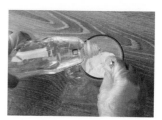

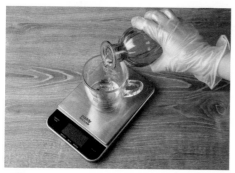

2 量油，將油溫升至與鹼水同溫
度。

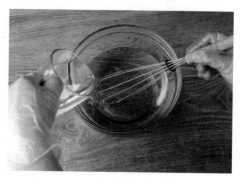

3 油與鹼水混合攪拌。

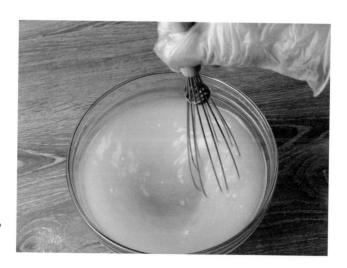

4 乳化。

5 當皂液濃稠至美乃滋狀態即準備倒入模型。

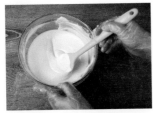
美乃滋狀

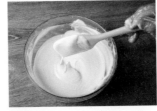
稠度

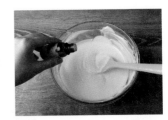
調香

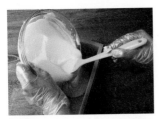
入模

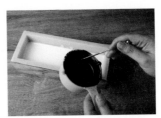
調色

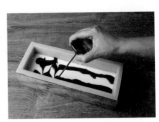
拉花

失敗皂的療癒應用法

1. 切小捏成球 2. 熱製重整 3. 新舊再製

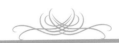

1. 冬季做皂尤其注意保溫，當室溫低於20℃就不建議做皂，入模型後須進行保溫24小時的動作，持續讓皂液保持一定溫度並進行「第二次皂化」，此動作容易被忽略，而造成皂化不完全或失敗（白粉、鬆糕、油水分離狀態形成的原因）。

2. 皂化完成的手工皂盡早切塊晾皂，晾皂環境保持通風乾燥，若有灰塵或水珠凝結皆須擦拭乾淨。

3. 鬆糕狀或碎裂的手工皂一點都不需要擔心，放入電鍋中蒸煮之後，重新塑形，待完全硬化後，pH值更接近人體肌膚，一樣親膚好洗噢！

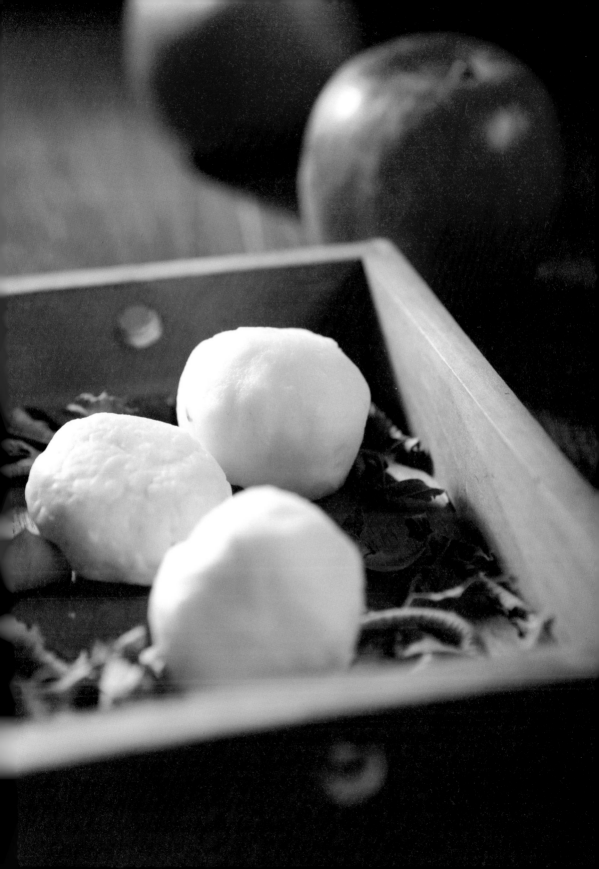

黃金之樹療癒皂
── 埃及艷后的神聖祕方

乳油木果樹主要分佈於非洲塞內加爾與尼日利亞之間的熱帶雨林區。長久以來，非洲當地的居民會將乳油木果油拿來塗抹於肌膚與頭髮上，作為日常生活保養與曬後肌膚的滋潤與修護，因此乳油木果油在當地被稱為「女人的黃金」。此配方利用植物油對皮膚的療癒特性而設計，使用 80% 針對皮膚修復效果極佳的植物油。

> 適用症狀：敏感肌膚、異位性皮膚炎、脂漏性皮膚炎、洗髮

配方：
油脂：

乳油木果脂…50%　250g

棕櫚核仁油…20%　100g

棕櫚油…10%　50g

玄米油…15%　75g

玫瑰果油…5%　25g

平均INS…130

鹼水：

NaOH…68g

蒸餾水…102g

精油：

複方精油…3%　15ml（醒目薰衣草、大西雪松、甜橙）

TIP

1. 依照需求決定好油脂比例，依照公式（參照皂化價附表）算出所需要的氫氧化鈉的量與平均INS（決定水量的關鍵）。例如本配方，因為平均INS是130，屬於偏軟的香皂，因此水量大約用1.5倍去估算即可。

（※備註：平均INS數值愈小，使用的水量倍數愈少，但也須參照配方中油脂本身的皂化速度，速度越慢水量可以越少，速度越快水量則需增加，否則容易造成「假皂化」）。

2. 鹼水及油溫的製作溫度鎖定在35℃左右。

3. 玫瑰果油因為含大量不飽和脂肪酸，雖然極滋潤但比較不耐鹼水，建議trace之後再慢慢加入（在精油之前），可以保留較多的養分。

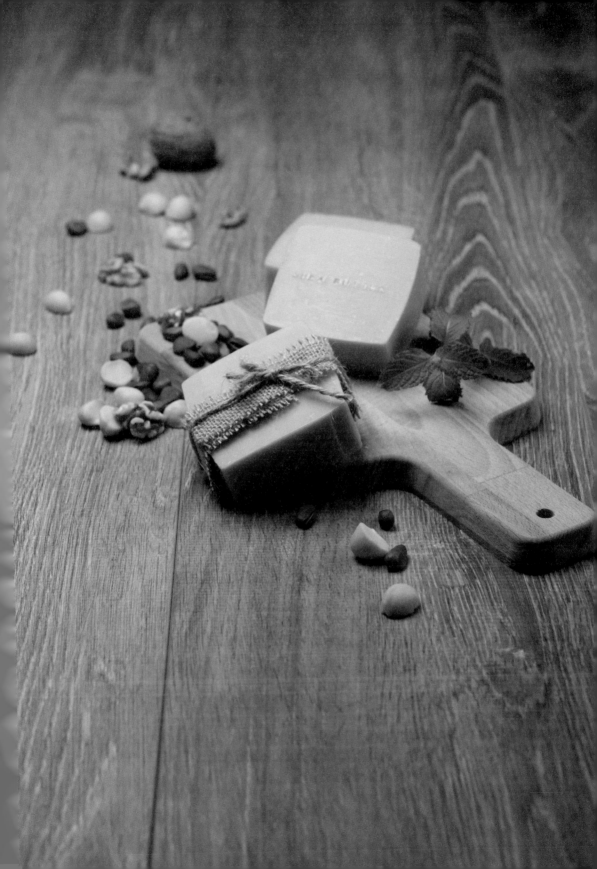

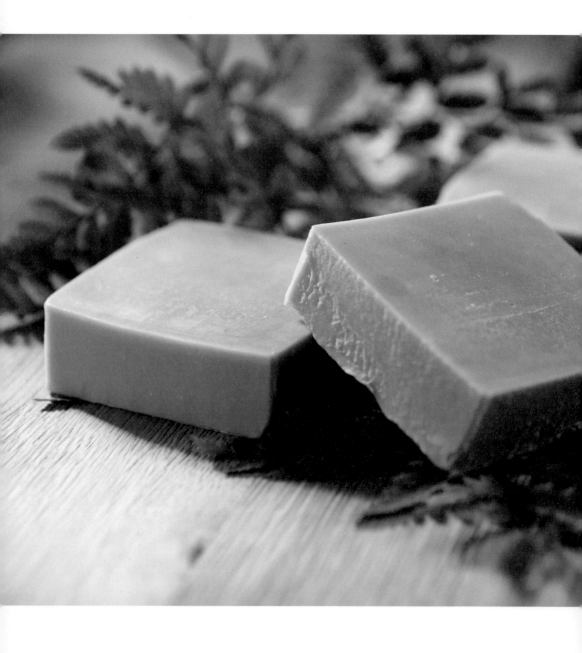

祖母綠水潤皂

—— 地中海神的禮物

在古代斯巴達城邦的勇士之鄉「拉科尼亞」，地中海地區多岩石的土壤和來自泰格特思山上純淨甘甜的天然雪水，灌溉出的橄欖樹，每年十月底到十二月初在橄欖還未完全熟成前，當地人即用手工採摘，24 小時內送至工廠壓榨，以物理冷壓萃取方式獲得第一道初榨橄欖油，這是此皂 90% 的主成分。

> 適用症狀：極度乾荒肌膚（極滋潤型）

配方：

油脂：

第一道初榨橄欖油…90%　450g

椰子油…10%　50g

平均INS…124

鹼水

NaOH…70g

蒸餾水…70g

精油（或添加物）

複方精油…4%　20ml（廣藿香、甜橙）

蕁麻葉粉…2g

TIP

1. 因為初榨橄欖油皂化速度非常的慢，因此建議留下約200g的初榨橄欖油，待 light trace 後再分三次以上加入。
2. 鹼水及油溫的製作溫度鎖定在70～80℃左右。
3. 添加物蕁麻葉粉具有天然調色以及防止油耗的作用，但需注意用量，使用過多將使皂變得乾澀，甚至脆化。

天山紫丹療癒皂
── 來自天山的神秘魅力

生長在世界遺產天山山脈的新疆軟紫丹，浸泡在橄欖油裡經過最少二～六個月時間即可拿來製作香皂。紫丹別名紫草、紫芙，因根為紫色，所以又叫「紫草根」。

自古以來紫丹即是染布用的染料，《神農本草經》記載具有消腫解毒、清熱涼血、滑腸通便、透疹的功能。書中所提的藥材為「硬紫草」，主產在華北跟華中，近年發現新疆產的軟紫丹其紫草素比硬紫草要高出 3 倍，因此生長在海拔 2500 ～ 4200 的新疆跟西藏的軟紫丹成為主流藥材。

適用症狀：消炎、鎮靜、抗痘、皮膚炎

配方：

油脂

紫草浸泡橄欖油…50%　250g

棕櫚核仁油…20%　100g

棕櫚油…30%　150g

平均INS …144

鹼水

NaOH… 71g

蒸餾水…142g

精油

複方精油…3%　15ml（藍膠尤加利、茶樹、羅勒）

TIP

1. 鹼水及油溫的製作溫度鎖定在50℃左右。

2. 植物浸泡油可以保留藥草大多數的養分，但缺點是容易酸敗，因此一年內最好盡早使用完畢。

3. 此配方製作時要注意浸泡油期限，泡越久的浸泡油越容易加速皂化，因此須調整製作溫度。

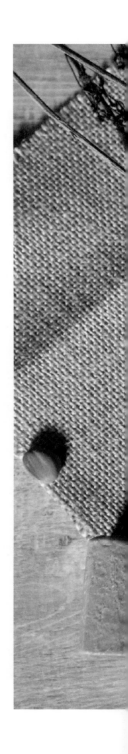

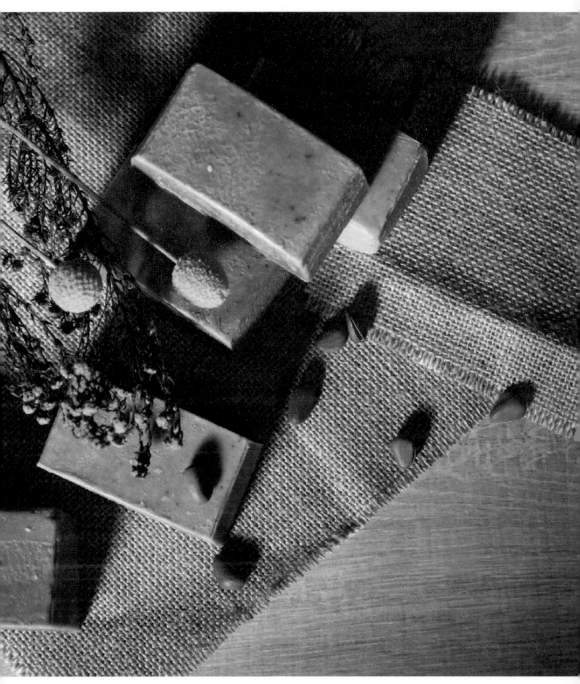

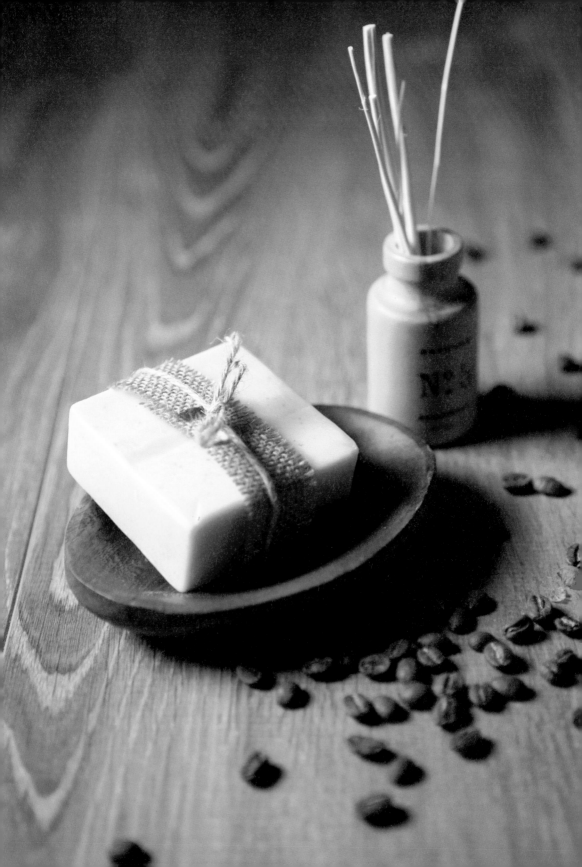

日本小香系全能皂

── 山茶花是愛的宣言

山茶花象徵著奔放的激情與浪漫主義的情懷，同時素雅清新又不失尊貴的
獨特與氣質。山茶花油又名「椿油」（tsubaki），是日本皇室、中國慈禧
太后、法國皇后等御用植物油。選自優質的山茶花樹萃取出的黃金椿油，
最能滋養肌膚跟秀髮。使用高比例的山茶花油能做出超高品質的香皂，就
如同可可香奈兒的包包一樣的低調奢華精品。

適用症狀：從頭到腳一皂搞定

配方：

油脂

山茶花油…50%　250g

椰子油…25%　125g

棕櫚油… 25%　125g

平均INS…155

鹼水

NaOH…75g

蒸餾水…188g

精油

寶格麗山茶花香氛…2%　10ml

TIP

1.鹼水及油溫的製作溫度鎖定在50℃左右。

2.此配方特色是保存期限可以長達數年，不易酸敗。

亞美尼亞蘋果杏桃仁皂

—— 愛情靈藥

新嫩橘亮、纖厚實感的杏桃，盛產在乾旱無雨的地中海，如和煦陽光般的
金黃果實，彷彿像一個個展開微笑的小太陽般的美麗。有亞美尼亞蘋果之
稱的杏桃，其果仁壓榨出來的杏桃核仁油，對於乾燥缺水肌膚的修復有非
常卓越的效果。

適用症狀：熟齡肌膚

配方：

油脂

杏桃核仁油…60%　300g

玄米油…10%　50g

椰子油…20%　100g

棕櫚油…10%　50g

平均INS…133

鹼水

NaOH…75g

蒸餾水…113g

精油（或添加物）

經典玫瑰香氛…2%　10ml

紅礦泥粉…2g

TIP

1.鹼水及油溫的製作溫度鎖定在50℃左右。

2.添加紅礦泥粉能有天然調色、防止油耗的作用。但是需注意用量，過多將使皂變得乾澀，甚至脆
化。

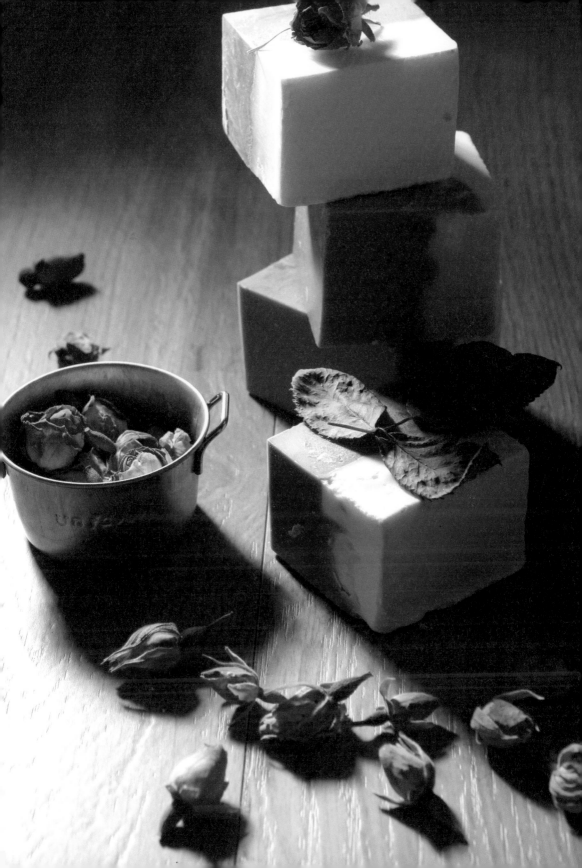

依蘭純露洗髮皂
—— 婚禮上的花瓣

濃郁香甜的異國香味，性感魅力香水樹，印尼人的婚禮上都會撒上依蘭的花瓣，幸福甜蜜的感動。使用伊蘭純露來替代蒸餾水，能保留迷人馥郁的依蘭花香。

適用症狀：油性頭皮、中性肌膚

配方：

油脂
初榨酪梨油…30%　150g
夏威夷果油…20%　100g
椰子油…20%　100g
蓖麻油…15%　75g
棕櫚油…15%　75g
平均INS…141

鹼水
NaOH…73g
伊蘭純露…146g

精油
精油…4%　20ml（迷迭香、薄荷、山雞椒）

TIP
鹼水及油溫的製作溫度鎖定在50℃左右。

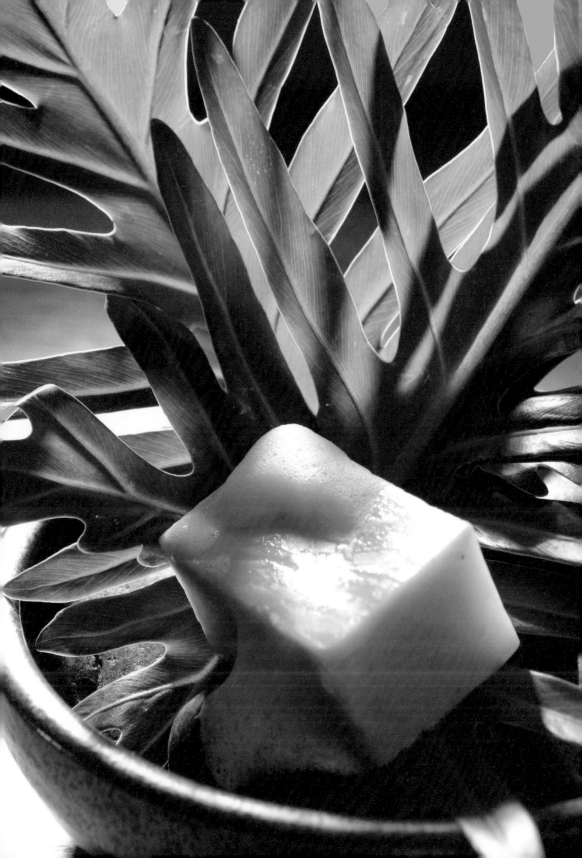

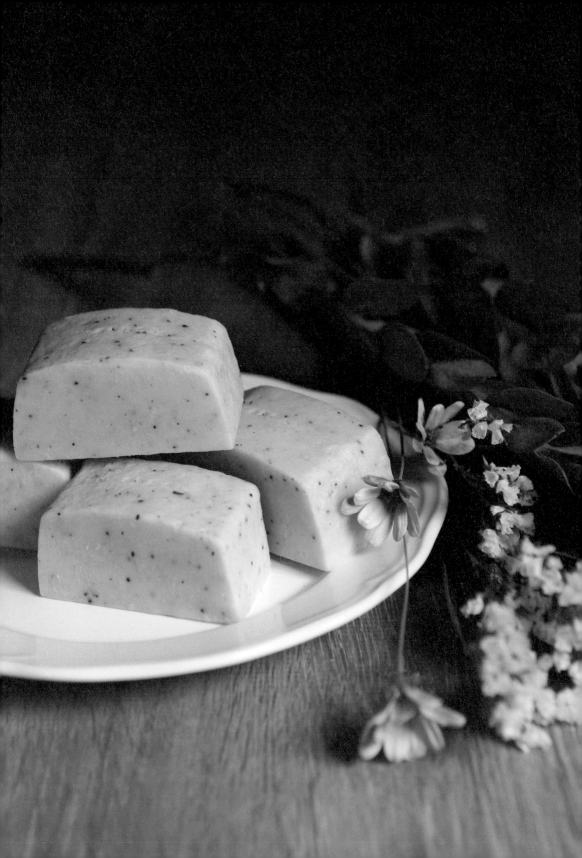

奧勒崗小白花修復皂
—— 風中搖曳的小白花

奧勒崗小白花籽油有比美荷荷巴油的穩定性。由於地球環境的變化導致荷荷巴果樹不斷地減產中，人們因此不得不尋找其他替代品，同屬接近人體肌膚成分的奧勒崗小白花籽油，抗氧化的穩定度比荷荷巴油更高，很適合替代荷荷巴油做保養品或手工皂的超脂（Super Fatting）。

配方：
油脂

芝麻油…30%　150g

乳油木果脂…20%　100g

棕櫚油…30%　150g

棕櫚核仁油…20%　100g

平均INS…136

鹼水

NaOH…70g

蒸餾水…140g

油精

小白花籽油…8%　40ml

複方精油…3%　15ml

TIP

1.鹼水及油溫的製作溫度鎖定在50℃左右。

2.Super Fatting的小白花籽油trace後再加入。

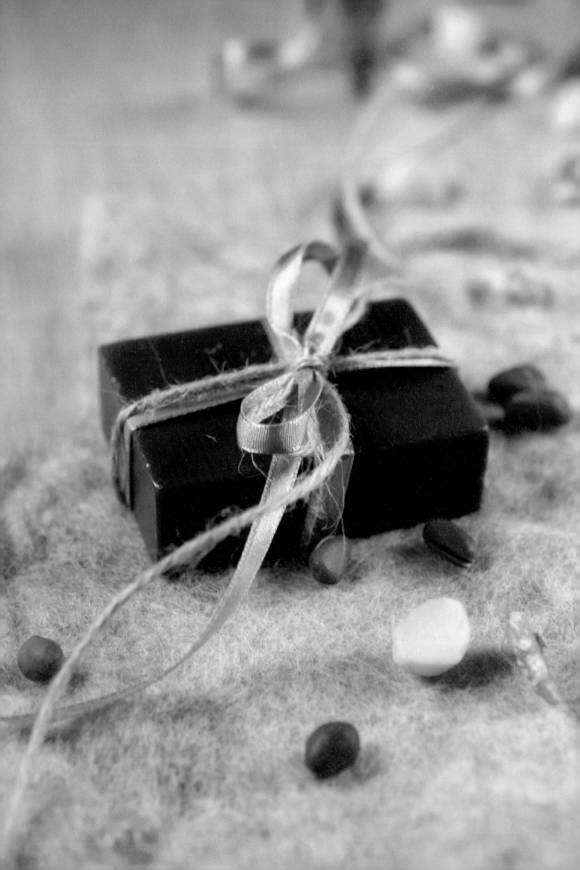

巧克力甜心皂

——香甜無可取代的魅力

細膩柔滑、香甜可口的巧克力，是征服女性味蕾、眼睛令人傾心的香濃好滋味。鮮少人知道巧克力對肌膚滋潤的效果一樣無可比擬，只需要一點點就可以達到令人驚艷的效果。

配方：

油脂

甜杏仁油…30%　150g

乳油木果脂…30%　150g

開心果油…15%　75g

巧克力膏…5%　25g

棕櫚核仁油…20%　100g

鹼水

NaOH…70g

蒸餾水…140g

平均INS 131

精油

複方精油…3%（甜橙、肉桂葉）

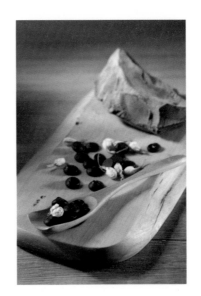

TIP

1.鹼水及油溫的製作溫度鎖定在45℃左右。

2.巧克力膏限量10%以內即可以達到很好的效果。

西班牙榛果滋養皂
—— 寵愛一身的極品

松鼠最愛的美味堅果，也常使用在人類的料理中，無論是甜點或是風味咖啡中畫龍點睛的提味，都相當受歡迎！榛果油更是美容養顏的保養聖品，就用它來作為手工皂的主角，對自己肌膚的奢侈寵愛吧。

配方：

油脂

榛果油…90%　450g

棕櫚核仁油…10%　50g

平均INS…107

鹼水

NaOH…70g

蒸餾水…70g

精油

複方精油…3%　15ml（檸檬、肉桂葉）

TIP

1.因為此款手工皂是用大量榛果油做出來的，所以非常軟。因此鹼水濃度提高到1:1，可以改善這個問題。

2.鹼水及油溫的製作溫度鎖定在60～65℃左右。

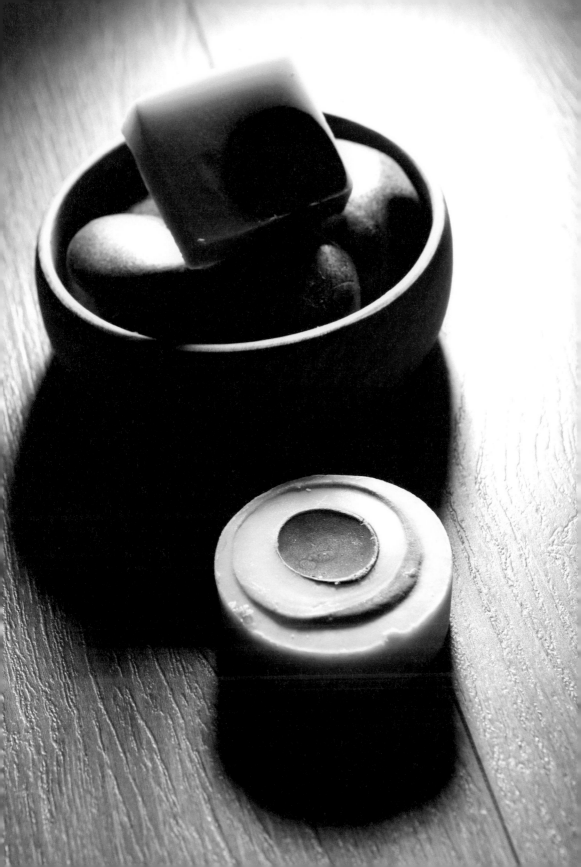

仲夏夜之夢清涼皂
—— 夏夜裡的幸福好夢

炎炎夏日的夜裡暑熱難當，人們經常發生頭痛、身熱等症狀，這時候最適合來個充滿泡沫清涼舒服的沐浴，可以使全身通體舒暢，仲夏夜裡也能做個面露微笑的幸福好夢。

配方：

油脂

橄欖油⋯35%　175g

蓖麻油⋯40%　200g

椰子油⋯25%　125g

平均INS⋯103

鹼水

NaOH⋯73g

蒸餾水⋯110g

精油

複方精油⋯4%　20ml（薄荷、藍膠尤加利）

TIP

1. 因為大量蓖麻油做出來的皂非常軟，且蓖麻油非常容易假皂化，因此建議此配方為「不加油溫」，鹼水須在室溫30～35℃製作，並且將鹼水分批加入時間拉長到30分鐘左右。

2. 蓖麻油先分100g出來，待皂液達到 light trace 程度時再分批加入，可防止假皂化現象。

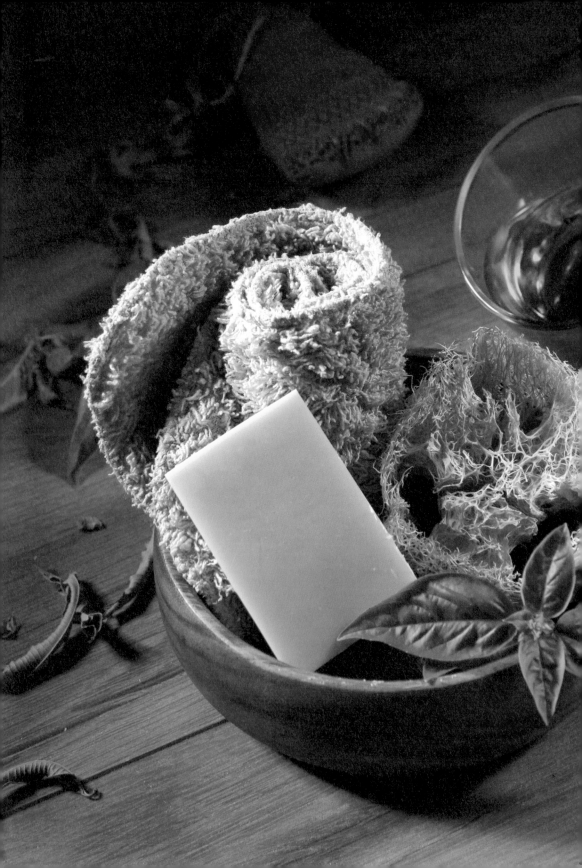

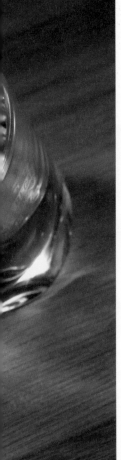

經典法國馬賽皂
—— 72% 的堅持

傳承自法王路易十四的經典馬賽皂，法國馬賽的古老傳統做法，是百年智慧的結晶，72% 橄欖油的堅持，清潔滋潤兼具的難得珍品。

配方：

油脂

初榨橄欖油…72%　360g

椰子油…18%　90g

棕櫚油…10%　50g

平均INS…139

鹼水

NaOH…72g

蒸餾水…108g

精油

複方精油…4%　20ml（玫瑰天竺葵、薰衣草、丁香）

TIP

1.因為初榨橄欖油皂化速度非常的慢，因此建議留下約150g的初榨橄欖油，待 light trace 後再分三次以上加入。

2.鹼水及油溫的製作溫度鎖定在60～65℃左右。

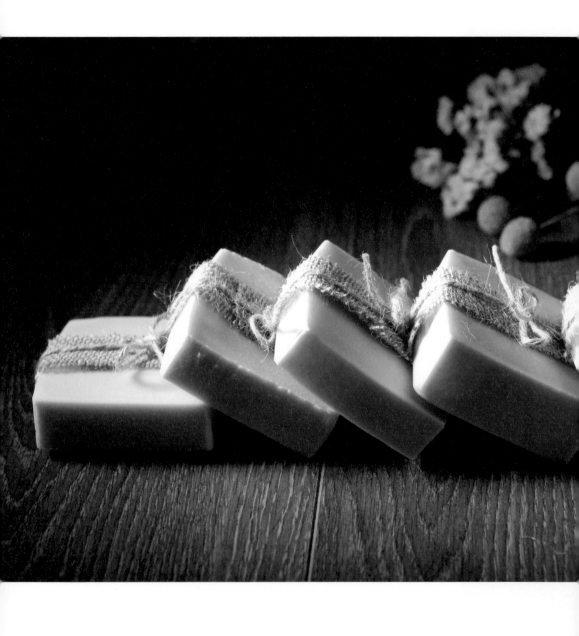

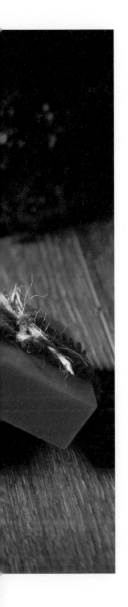

米勒拾穗田園皂
——粒粒皆辛苦的感動

日本美女的最愛，富含維他命 E 及米蛋白的玄米，是白米營養
價值的四倍，自古就被女性拿來洗臉保養皮膚的玄米油，高比
例的放在手工皂裡的滋潤度真是一級棒。加上良好的起泡性，
兼顧洗顏與柔膚，絕對是居家必備良品。

配方：

油脂

玄米油…50%　250g

夏威夷果油…22%　110g

椰子油…28%　140g

平均INS…133

鹼水

NaOH…75g

蒸餾水…113g

精油

複方精油…5%　25ml（香茅、薄荷）

TIP

1.因為玄米油皂化速度非常的快，因此建議此配方適用「不加油
　溫」，鹼水在30～35℃室溫下製作。

2.留下100g的玄米油，待 trace 之後再慢慢加入皂液中。

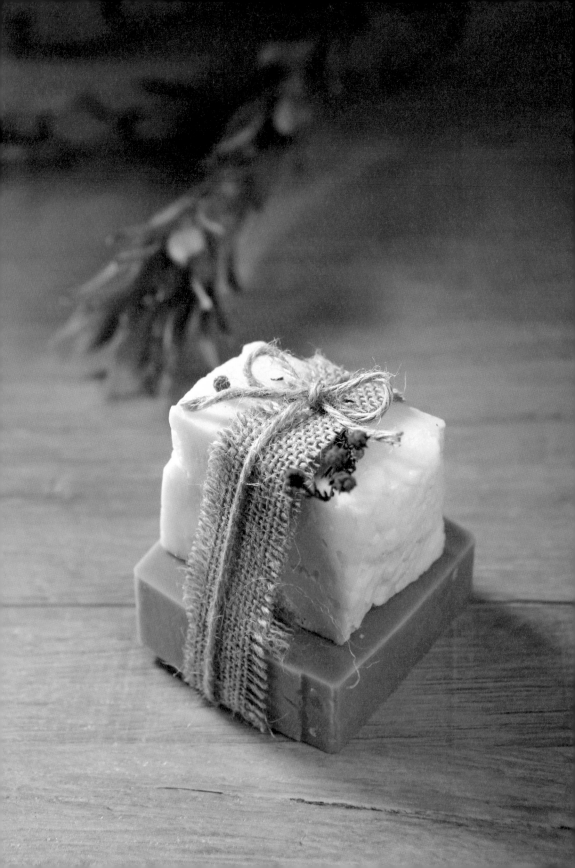

墨西哥森林奶油皂
—— 來自墨西哥的森林奶油

含有高量脂肪的酪梨不是水果,而是「植物奶油」。原產於中美洲及墨西哥的酪梨又稱牛油果,富含維他命A及C,對於皮膚暗沉及抗氧化有非常好的效果,酪梨油做的手工皂既滋潤,保存期限又長,富含飽和脂肪酸的酪梨絕對是保養皮膚的絕佳聖品。

配方:

油脂

酪梨油…70%　350g

棕櫚油…15%　75g

椰子油…15%　75g

平均INS…130

鹼水

NaOH…72g

蒸餾水…108g

精油

複方精油…5%　25ml(甜橙、薰衣草、廣藿香)

TIP

油溫、鹼水溫度在50℃下製作。

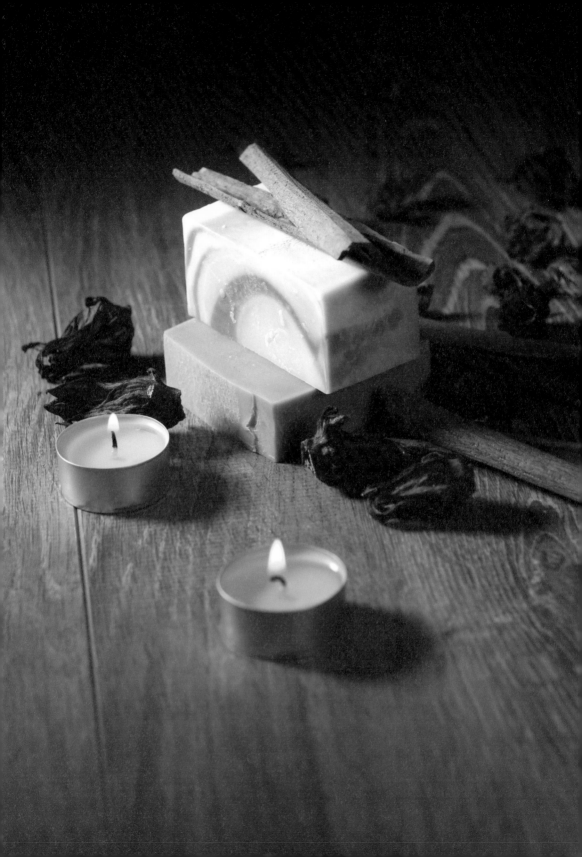

左手香富貴皂

—— 消炎聖品左手香

左手香有非常好的抗菌、消炎效果，甜杏仁油對於皮膚的紅腫、發癢、乾燥發炎的療癒絕佳，以甜杏仁為主角，富含維他命 E 的紅棕櫚油、乳油木果脂為配角，搭上左手香汁，針對有富貴手的患者，不能碰水的困擾有逐漸療癒修復的效果。

適用症狀：富貴手患者

配方：
油脂
甜杏仁油⋯50%　250g

乳油木果脂⋯15%　75g

紅棕櫚油⋯20%　100g

棕櫚核仁油⋯15%　75g

平均INS⋯128

鹼水
NaoOH⋯70g

蒸餾水⋯70g

精油（或添加物）
複方精油⋯3%　15ml（茶樹、薰衣草、羅勒）

新鮮左手香汁⋯50ml

TIP
油溫、鹼水溫度在50℃下製作。

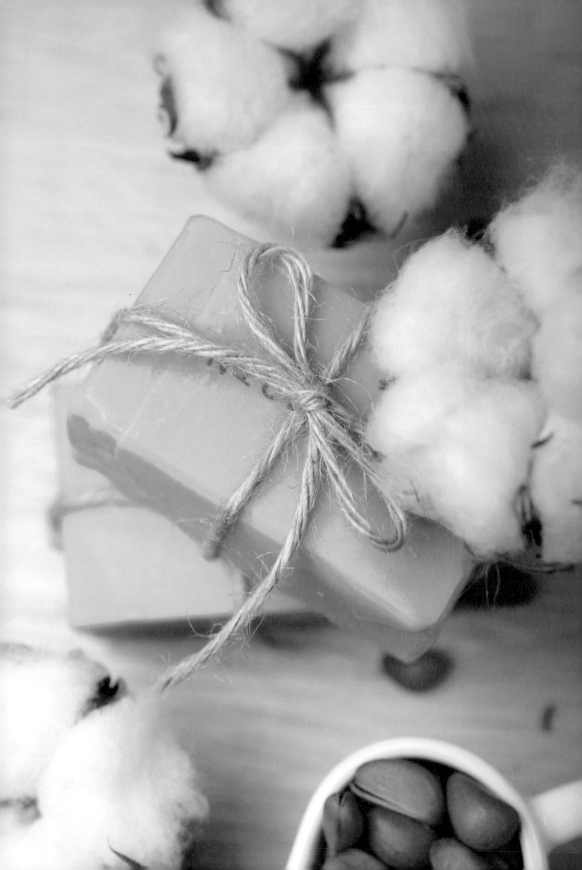

太陽神之籽手工皂
── 太陽的滋潤

向日葵又稱「太陽花」，隨太陽而繞的太陽花自古代印加帝國開始，就是太陽神的代表。向日葵的花語就是太陽，夏季的向日葵如陽光般光輝閃耀，而富含維他命 E 的葵花籽油更是健康好油，用它製作的手工皂極滋潤，護膚保溼效果絕佳。

配方：

油脂

葵花油⋯60%　300g

紅棕櫚油⋯20%　100g

椰子油⋯20%　100g

平均INS⋯118

鹼水

NaOH⋯73g

蒸餾水⋯73g

精油（或添加物）

複方精油⋯3%　15ml（檸檬、香茅、丁香）

薑黃粉⋯2g

TIP

1.油溫、鹼水，溫度在50～60℃之間製作。

2.等皂液 trace 後加入薑黃粉、精油，濃 T 時即可入模。

黑白旋律渲染皂
── 北歐風的黑與白

採用北歐風格的黑白色系，對比式的渲染拉花，像是舞著華爾滋的旋律，
拉出清爽俐落的簡單線條，沒有喧鬧的繽紛，只有回歸大道至簡的單純。

配方：

油脂

橄欖油⋯30%　150g

蓖麻油⋯10%　50g

甜杏仁⋯20%　100g

棕櫚油⋯20%　100g

椰子油⋯20%　100g

平均INS⋯143

鹼水

NaOH⋯73g

蒸餾水⋯146g

精油（或添加物）

複方精油⋯3%　15ml（玫瑰天竺葵、薰衣草）

備長炭粉⋯2g

TIP

1.油溫、鹼水，溫度在50℃之間製作。

2.等皂液 trace 後分杯調色，加入備長炭粉、精油。

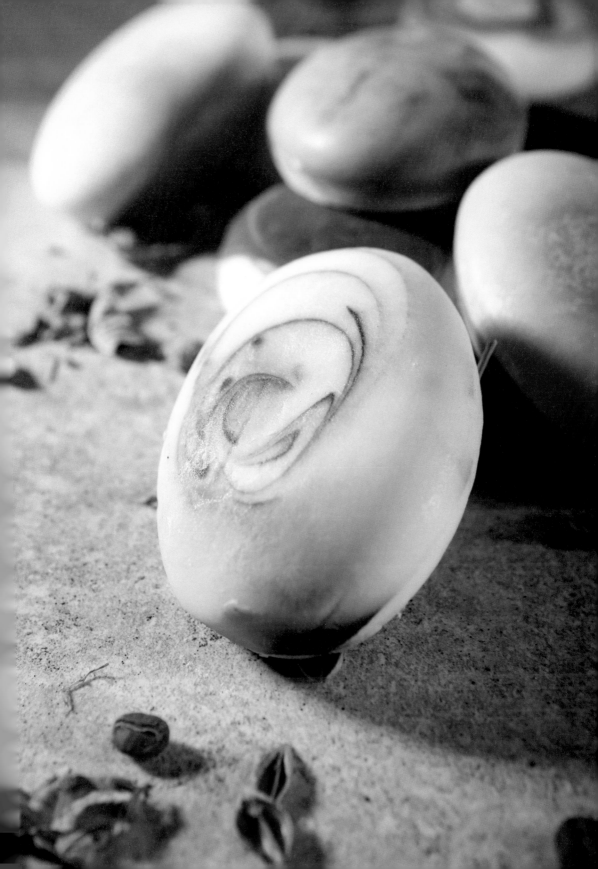

精靈的眼淚渲染皂
── 皂中水滴渲染

像是落入凡間的精靈，因為回不去仙界而落淚的水滴，凝結在純白色的世界裡。此款渲染需一層層調色，相當考驗耐心，緩慢的呼吸與步調才能大功告成。

配方：

油脂

橄欖油…30%　150g

玄米油…15%　75g

乳油木果脂…15%　75g

棕櫚油…20%　100g

棕櫚核仁…20%　100g

平均INS…135

鹼水

NaOH…70g

蒸餾水…40g

精油（或添加物）

複方精油…3%　15ml（迷迭香、大西洋雪松）

備長炭粉…2g

TIP

1.油溫、鹼水，溫度在50℃之間製作。

2.等皂液 trace 後分一小杯調色，加入備長炭粉、精油。

3.需在皂液還在 light trace 狀態下，逐一落下才能完成層次交疊。

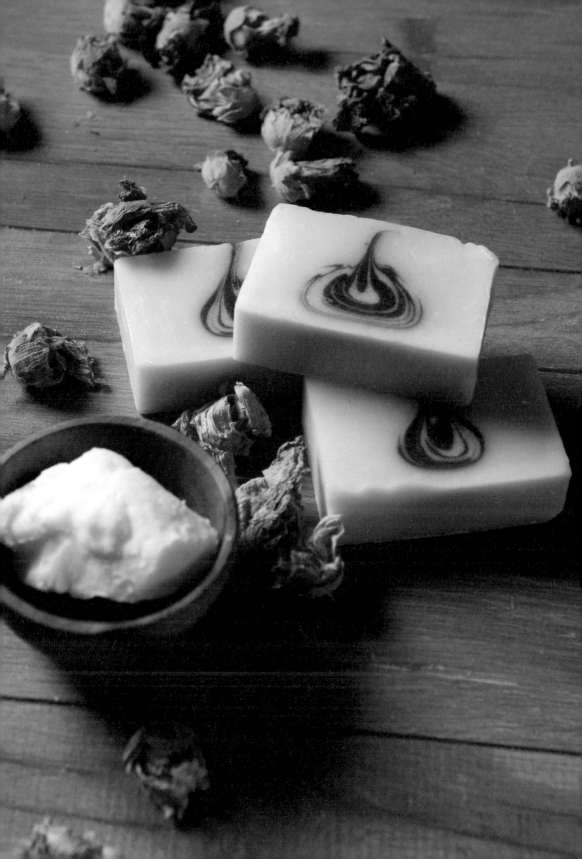

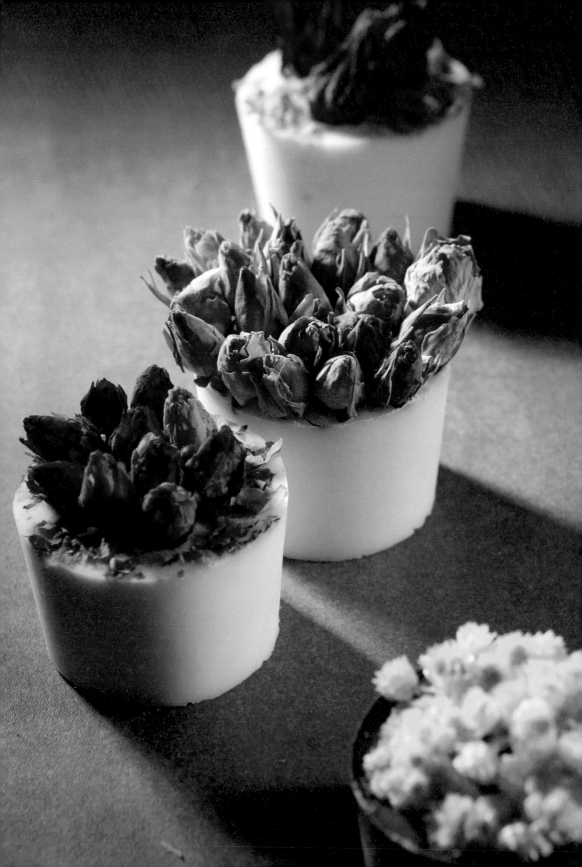

療癒系盆栽皂
—— 桌上的小花園

鮮花與手工皂的完美結合，桌上型的小花園，在繁忙的工作壓力下的視覺舒壓療癒。

配方：

油脂
棕櫚油…10%　50g
椰子油…90%　450g
平均INS…247

鹼水
NaOH… 93g
蒸餾水…276g

精油（或添加物）
複方精油…3%　15ml（馬鞭草香氛）
備長炭粉…5g

TIP
1.油溫、鹼水，溫度在50℃之間製作。
2.等皂液 trace 後分杯，在皂液表面半凝固狀態插上乾燥鮮花。

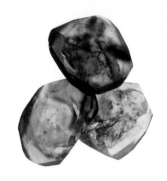

能量系花精寶石皂

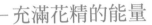

—— 充滿花精的能量

如果你最近在陷入煩惱或各種負面情緒之中，在自我觀察情緒之後（方法可以參照花精篇章），可以先選出適合自己花精，試著做出這款超療癒的能量寶石皂。除了療癒視覺感官之外，更讓花精透過每日多次洗手、沐浴等至少四次以上的頻繁接觸、使用，讓花精協助平衡負面情緒，讓使用者迎向適合自己心境的正能量。

配方：

皂基…100g

使用單方Bach花精或急救花精，建議配方裡最多加入4種花精、每種放入10滴

TIP

1. 將透明皂基切成小塊隔水加熱融化。

2. 完全融化的皂液先加入適合自己心境的花精（每種10滴）。

3. 分出10ml皂液來調色。

4. 先將透明皂液倒入模型，再將調色皂液倒入模型。

5. 待凝固後，刀削成寶石狀即可。

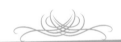

關於花精能量皂的製作和使用秘訣

1. 雖然製作飲用的Bach花精配方時，每次最多可以加入6～7種單方（急救花精也算是其中可以選擇的一種），但是選擇了太多種類的花精容易讓使用者一次接觸到過多的信息，使得主要療癒信息變得不明顯；因此，在製作花精能量皂時，建議把花精選項縮減到最多3～4種，能讓使用者更聚焦在自己需要恢復平衡的主要失衡情緒上，協助自我療癒的發生。

2. 使用花精能量皂的頻率遠比加入幾滴Bach花精的量來得重要。如果想要讓療癒更迅速、完整地進入使用者的心靈訊息場域，增加每天接觸（使用加上飲用）自己需要的花精訊息的次數是更有效的方法。

3. 花精能量皂中應該加入哪些花精，應從「最適合自己個性的花精」和「最符合自己最近情緒的花精」的角度考量，重「質」（最適合自己現況的花精）而不重「量」（一共加入了幾種花精），才會帶來最好的成果。

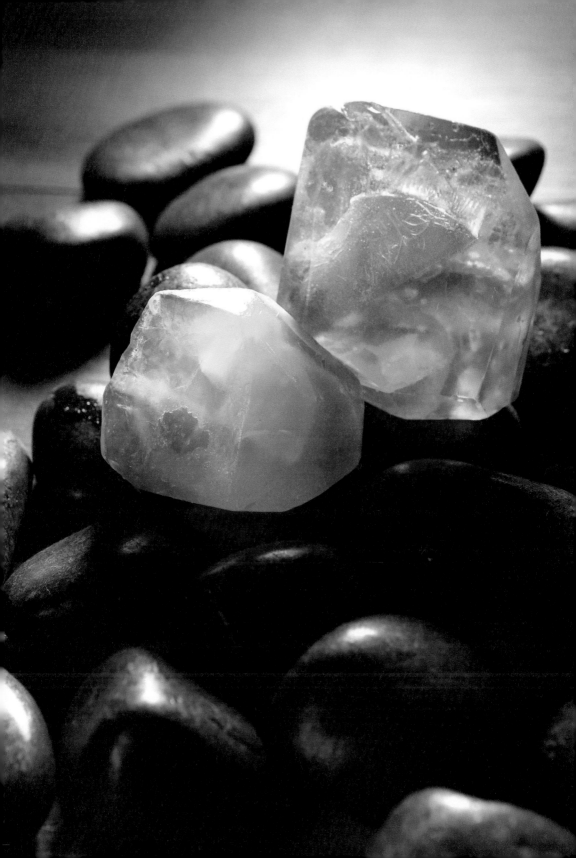

芳香植物的療癒小確幸

　　身體與心靈經常發生各種症狀，例如：頭痛、感冒、胃痛、失眠等等困擾生活的小問題，本篇應用源自於歐洲的芳香療法，應用芳香分子的藥理療癒特性，為讀者們量身定做生活上方便應用的各種療癒小妙方，提供讀者們參考。

　　希望能藉助天然植物的療癒特性，使用最簡單的方法，製作隨身菁華油，隨時擦抹患部或掌心來薰香，吸入香味的片刻即可以達到舒緩的效果；也可以在睡眠時，點上一盞芬芳的薰香燈，用最舒服的方式來療癒自己；更可以做成按摩油，自己或是給專業的按摩師來用按摩的方式幫助身體新陳代謝；就是再忙也給自己泡個芳香精油澡，透過植物的清香來讓自己的身體與心靈漸漸緩和平靜。

　　甚至在工作中，邊工作邊喝點有益身心的藥草茶，或是有機純露，夏天冰鎮喝，或是天冷熱熱喝，對於提振精神或紓解沉重的壓力都有很大的幫助！另起一段以下就來介紹如何使用芳香植物的療癒魔法來製造生活的小確幸！透過本篇分享生活上常用的芳香植物療癒的經驗，交替使用各種療癒方式既簡單又新鮮，喜歡嘗鮮的讀者們一定要來嘗試一下噢！

生活中簡單的芳香療法

　　以下介紹在芳香療法中經常使用的療癒方式。首先，需要經過一段調養的症狀諮詢；適合製作一瓶複方常備100%純精油，容量大約5ml（100滴左右的精油可提供稀釋使用）。此方法可以使用在感冒或是頭痛等發生頻率較頻繁的症狀上，讓它成為放在藥箱中的必備良藥，需要時隨時可以備用。

　　而突發性症狀或是不經常發生的症狀，以芳香療法製作10ml「複方療癒菁華油」，可以隨身攜帶，必要時隨手可用。如果對於精油使用較有顧慮的人，可以選擇使用較溫和的藥草茶，沒有濃度的擔憂，或是蒸餾精油時的副產品「天然植物純露」。只需要挑選使用來源安全、衛生的純露，而天然有機純露也是另一種安全的選擇。

　　1.薰香： 此方式最簡便，只需要將純精油稀釋在植物油中，裝入5ml或10ml的小瓶中，隨身攜帶，需要時塗在掌心或手帕上，以嗅吸的方式，即可透過呼吸進入人體中循環。如果家中有精油擴香儀，讓精油自然揮發在空氣中，亦可發揮療

效。

2. **泡澡**：以單方或是複方精油放入40～45℃的溫熱水當中泡澡沐浴，以呼吸和皮膚吸收的方式，啟動精油的療癒效果。

3.**按摩**：根據生理或心理的症狀配製所需的複方純精油，加在純植物油中稀釋按摩，藉由皮膚吸收進入人體中循環。

4.**泡茶**：藥草茶可以使用單方，或搭配複方讓口感更好，能幫助生理及心理上的小麻煩。建議一天飲用三次以上，更可以搭配Bach情緒花精，對於心靈上的療癒有更好的助益。藥草茶的口感亦可以跟隨個人喜愛來調整，以好入口為主，並不會影響療效，只要挑選有機無農藥殘留的品牌。藥草茶是很安全的療癒方式，並且與其他中西藥或是食療並沒有任何衝突。

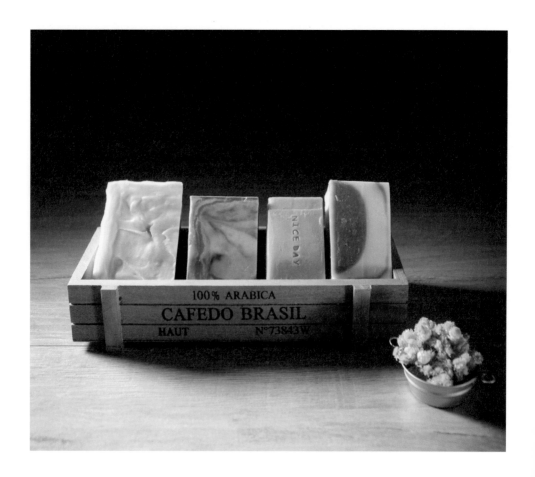

拿掉孫悟空的緊箍咒

頭痛療癒小叮嚀：

　　造成頭痛的原因形形色色，根據國際頭痛協會的最新頭痛分類標準，把頭痛分成兩大類。第一類原發性頭痛，亦即沒有其他致病因的頭痛，包括：偏頭痛、緊張型頭痛、叢發性頭痛與三叉自律神經頭痛、及其他原發性頭痛。第二類是續發於其他疾病造成的頭痛，如：歸因於頭部及頸部外傷之頭痛、顱部或頸部血管疾患之頭痛、非血管顱內疾患之頭痛、物質或物質戒斷之頭痛、感染之頭痛、體內失恆之頭痛、頭顱顏面等結構性頭痛、以及精神疾患之頭痛等等。

　　無論是哪種頭痛方式，疼起來時就像是孫悟空頭上的緊箍咒一樣的痛苦難耐。以下針對二種較常發生的頭痛問題，提供給讀者一些日常調理的療癒小偏方。

🌿 當偏頭痛來臨時的療癒小妙方

　　偏頭痛是一種非常惱人且疼痛的疾病，平均約每十人中便有一人為此症所苦，特別是女性朋友，所以非常建議經常被此問題困擾的讀者們可以試試以下方式，製作1瓶10ml小菁華油，隨身攜帶備用。

複方菁華油

製作方法：
佛手柑2滴、桉油醇迷迭香3滴、橙花1滴加入10ml荷荷巴油，裝入瓶中隨身攜帶。

使用方法：
1. 按摩太陽穴、頸部及額頭。
2. 將佛手柑、桉醇迷迭香各2滴，睡前做薰香，可以同時激勵及放鬆神經，以達舒緩效果。

複方藥草茶（白天飲用）

製作方法：
1. 檸檬草2小匙、迷迭香1小匙、薄荷少許，加入250cc熱水沖泡即可。
2. 有機迷迭香純露5ml加入300ml冷開水中，對頭痛亦有奇佳的療癒效果。

TIP：
1. 帶有果香的檸檬草藥草茶可以放鬆緊繃的神經系統，迷迭香更是緩解頭痛問題的好幫手，但因為其香氣帶些辛辣的味道，不喜歡此口感的人可以少加一些，再添加少許薄荷提振精神。
2. 坊間有許多販售的純露並不是以食品進口，或是分裝時沒有採取食品衛生標準，因此需要相當注意購入來源。

案例實證

　　鄭小姐是一位職業婦女，因為工作家庭蠟燭兩頭燒，偏頭痛問題總讓她發作起來像是被套上孫悟空的緊箍咒一樣的痛苦，遍尋各地中醫仍不見效。

　　我建議她製作隨身菁華油，讓她白天頭痛發作時，隨時塗抹太陽穴、頸部及額頭，將有機的迷迭香純露每次5ml加入冷開水中隨時飲用；晚上睡前也使用佛手柑、桉醇迷迭香純精油各2滴做薰香，一週過後偏頭痛即改善許多。

🌿 當緊張性頭痛來臨時的療癒小妙方

　　最容易發生在進行重要談判會議或面臨考試的時候。建議先調配好複方菁華油，若希望有利於事情進行順利，在事前或是在進行中持續使用；事後使用則有助於釋放先前的緊張壓力，舒緩效果益佳。

10ml複方菁華油

製作方法：
醒目薰衣草3滴、胡椒薄荷2滴、紅桔1滴加入10ml荷荷巴油。

使用方法：
按摩太陽穴、頸部及額頭效果最好，特別是長期勞心後的頭痛症狀，效果不輸阿斯匹靈。

複方藥草茶

製作方法：
茉莉2小匙、迷迭香1小匙、薰衣草少許，加入250cc熱水沖泡。若能在事情進行中喝有助於頭腦清晰，提升判斷力。

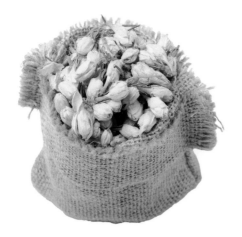

案例實證

　　張先生是個容易緊張的人，但他卻背負公司負責人的重責大任，長期為公司勞心勞力，尤其每到開會就容易引發頭痛問題，經常把開會氣氛搞得烏煙瘴氣，他接受我的建議除了自製隨身菁華油之外，每次開會前就泡一杯上述複方藥草茶，現在的他開會不再是件頭痛的事了。

柔柔亮亮的秀髮，
從頭皮保養開始！

頭皮護理小叮嚀：

頭皮也是人體中皮膚器官的一部分，因為頭髮的關係，所以很容易被忽略；尤其愛美的女性朋友們，既然關心皮膚保養，頭皮的保養也不容小覷哦！以下提供幾個簡單的療癒小偏方，讓您擁有健康美麗的秀髮變得很容易！

季節替換時最容易發生頭皮屑、頭皮癢的問題，另一種可能就是喜歡吃重口味食物所產生的新陳代謝。而頭皮出油可能是使用了對皮膚不好的化學洗髮精，造成毛囊堵塞；或是女性剛好在生理期前後，也有可能造成頭皮分泌皮脂旺盛。建議使用以下療癒小偏方，可以解決這些惱人的小問題！

🌿 頭皮屑、頭皮癢的療癒小妙方

30ml複方精油噴霧

製作方法：

茶樹6滴、醒目薰衣草4滴、薄荷2滴加入茶樹純露30ml。

使用方法：

將上述配方做成頭皮調理噴霧，每天洗頭前20 分鐘噴在頭皮上，再用洗髮精清洗，連續使用一週即可改善。

案例實證

鐘先生平時愛吃重口味的食物，因此肩膀上總是"雪花片片"，頭皮屑問題讓他很尷尬，我幫他調製了複方精油噴霧，請他每天洗頭前噴在頭皮上，並改用深層清潔的洗髮精洗頭，大約一週後頭皮屑開始減少，一個月後頭皮屑的狀況已經消失。

🌿 油性頭皮的療癒小妙方

複方菁華油

製作方法：

迷迭香7滴、茶樹2滴、薰衣草1滴加入酪梨油10ml

使用方法：

將上述菁華油，按摩頭皮15分鐘後洗髮。

以上方式每次洗髮前使用，大約使用二週後即可以改善。

🌿 掉髮問題的療癒小妙方

複方菁華油

製作方法：

迷迭香7滴、茶樹2滴、薰衣草1滴

使用方法：

加入酪梨油10ml，按摩頭皮15分鐘後洗髮。

以上方式每次洗髮前使用，大約使用二週後即可以改善。

 案例實證

　　梅姬小姐的工作是財務長，幫老板看管財務大任的她，工作壓力大到頭髮整撮整撮地掉，翻開來即可看到十元硬幣大小的圓形禿，嚇壞了還沒結婚的她。我建議她調製上述的按摩油，在每次洗頭前使用，並請她改用依蘭純露洗髮皂（配方在第38頁）大約二週後，掉髮現象即已改善，兩個月後她已經恢復一頭烏溜溜的秀髮嚕！

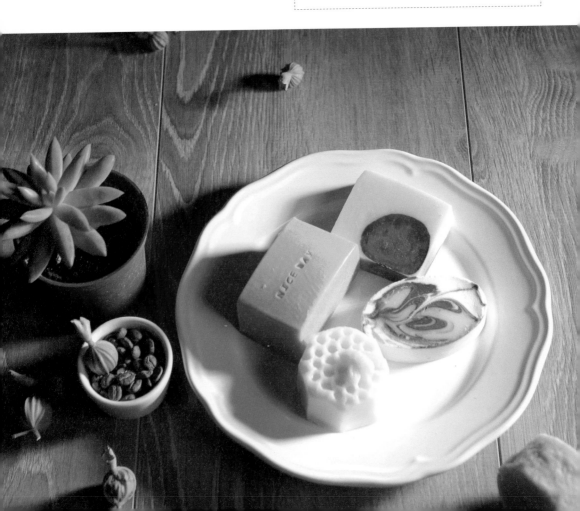

最常見的生理問題

給你清新自信的每一刻！

　　口內炎和牙齦炎都是口腔黏膜的炎症，不過有時候也跟精神壓力有關係，因為市售的口腔清洗劑刺激性比較強，若是可以自製天然漱口水來改善既安全又可以保持口氣清香，將漱口水含在口中愈久愈好，然後再吐掉，大約每三十分鐘至一小時重複一次。

🌿 口腔炎療癒小妙方

複方精油漱口水

製作方法：
3滴月桂、5滴綠花白千層、3滴肉桂、5滴鼠尾草，加入50ml胡椒薄荷純露製成漱口水。

使用方法：
1.每次使用1小杯漱口。
2.也可以製成口腔療癒噴霧。
建議每天使用，大約一週左右可以改善。

案例實證

　　某天吳小姐因為免疫系統下降，而感染口腔炎，因為嘴巴疼痛不敢吃熱食。後來她每次刷完牙後使用了上述純露當漱口水，也在白天隨時使用療癒噴霧，大約一週後傷口自然療癒。

🌿 牙齦炎時的療癒小妙方

複方精油漱口水

製作方法：
百里香5滴、荳蔻3滴、綠花白千層5滴、義大利永久花2滴，加入50ml永久花純露，製成漱口水

使用方法：
1.每次使用1小杯漱口。2.製成口腔療癒噴霧。3.建議每天使用，大約二週左右可以改善。

🌿 牙痛時的療癒小妙方

複方常備精油5ml

製作方法：
綠花白千層30滴、茶樹30滴、丁香20滴、肉桂20滴

使用方法：
將此複方精油10滴加入20ml椰子油漱口，直至牙痛改善為止。

🌿 齒頰留香的小妙方

藥草茶

製作方法：義大利永久花2匙、德國洋甘菊1小匙、鼠尾草2小匙加入250 cc熱水泡茶，待冷卻後放冰箱。

使用方法：飯後可以隨時拿來漱口，清潔口腔。

抗菌保健牙膏

製作方法：冷壓椰子油30g＋小蘇打粉5g＋複方精油6滴

使用方法：攪拌均勻至膏狀，即可裝罐當成每日使用的牙膏。

預防口臭牙粉

製作方法：乾燥薄荷葉磨成細粉直接刷牙。

漱口油

漱口用的植物油：橄欖油、玄米油、葵花籽油、芝麻油、椰子油等皆適合拿來當漱口油。

　　用植物油漱口緣起於印度的阿育吠陀醫學（Ayurvedic medicine）的油拔法（oil pulling），顧名思義利用植物油來清潔口腔中的的細菌，把毒素「拉」出來，以減少口腔中的細菌，減低發炎機會，能改善很多疾病，小至口臭，大至糖尿病、背痛等慢性病。

　　如果把口腔比喻成一台洗衣機，植物油就是洗衣精，經過15～20分鐘的馬拉松式漱口再吐掉，你的口腔就很乾淨了。

　　油漱法：

　　早晨起床，在刷牙、飲水前，立刻將約1匙（15ml）椰子油含在口中，15至20分鐘後吐掉，再用水漱口（最好用鹽水）；也可在其他時間如食後四小時、或飲水後一小時使用。

　　☆牙醫師提醒油漱法無法替代刷牙。

惱人的感冒病毒退散！

感冒的療癒小叮嚀：

感冒是由濾過性病毒引起的上呼吸道感染，其症狀包括：黏膜症狀（流鼻水、打噴嚏、鼻塞）、喉嚨痛（聲音沙啞）、腸胃不適（腹瀉、嘔吐）、咳嗽、畏寒（冒冷汗）、頭痛、發燒（疲倦）等。

感冒之所以有不同程度的症狀表現，是因為能夠引起感冒的病毒至少有一百多種，不同的病毒感染症狀不同，加上每個人對病毒的反應各有差異，導致各種症狀的發生。病毒的體積比細菌小很多，如果將病毒比喻成手機，細菌就是轎車。而大部份的病毒沒有藥物可以治療，只能靠身體自身的免疫系統來產生抵抗力。因此感冒是連醫師都治不好的，醫師所開出的藥物只能緩和症狀，讓患者在感冒的過程中覺得比較舒服罷了。

感冒的潛伏期大約一～三天，通常由喉嚨痛開始，接著產生其他症狀，在第三到四天達到高峰期，如果沒有其他併發症的話，一般大約四～十天便會痊癒。而感冒之所以會好，是由於身體受感染之後產生了抗體，便把病毒給消滅了。

以下是感冒的各種症狀整理及應對的精油運用。可做成「常備精油」放在急救箱中，以備不時之需；或是必要時調製，以改善各種不適的症狀。

🌿 流行性感冒預防小妙方

預防流感的常備純精油5ml

製作方法：

葡萄柚40 滴、20滴月桂、30滴歐洲冷杉、
10滴歐白芷，放在小藥箱中需要時備用。

使用方法：

1. 手帕或口罩上滴1～2滴複方精油嗅吸。

2. 泡澡5滴＋奶油球，放入水中。

3. 滴3滴複方精油在海鹽香薰燈上，籍由
   香氣來提升免疫力。

藥草茶

製作方法：

接骨木花3小匙、紫錐花3朵＋300ml熱開
水。

使用方法：

平時可當水喝，或流感流行時當養生茶
飲。

🌿 流鼻水、鼻塞、打噴嚏的療癒小妙方

複方常備純精油5ml

製作方法：

白千層30滴、澳洲尤加利10滴、香桃木
40滴、歐洲冷杉20滴，放在小藥箱中需要
時備用。

使用方法：

1. 複方精油5滴室內香薰。

2. 隨身精油棒：複方精油3滴＋甜杏仁
   油5ml，塗在鼻翼內外及額頭，隨身攜
   帶，需要時可馬上使用。

3. 隨身噴霧：25ml茶樹純露＋5滴複方精
   油，做成噴臉的隨身噴霧。

藥草茶

製作方法：

紫錐花3朵、錦葵花3朵＋200ml熱開水泡
茶，亦可添加蜂蜜調整口感。

使用方法：

初期的打噴嚏、流鼻水、胃寒等症狀，可
以每隔一小時喝一次，集中攝取較有效
果。

🌿 過敏性鼻炎的療癒小妙方

複方常備純精油5ml

製作方法：
歐洲赤松10滴、大西洋雪松30滴、絲柏40滴、松紅梅20滴，放在小藥箱中需要時備用。

使用方法：
1. 複方精油2滴加入水中漱口。
2. 複方精油20滴加入15ml大馬士革玫瑰純露，或香桃木純露＋10滴蜂膠，製成隨身噴霧，一天早晚二次即可。

藥草茶

紫錐花3g、接骨木花1g＋200ml熱開水，可以每隔一小時喝一次，集中攝取較有效果。

🌿 鼻竇炎的療癒小妙方

複方常備純精油5ml

製作方法：
澳洲尤加利30滴、綠花白千層50滴、玫瑰草20滴，放在小藥箱中需要時備用。

使用方法：
1. 複方精油5滴加入5ml甜杏仁油中，塗在鼻翼內外及額頭。
2. 加入3滴複方精油於海鹽薰香燈中薰香。

藥草茶

錦葵花3朵、接骨木花1匙＋200ml熱開水，可以每隔一小時喝一次，集中攝取較有效果。

🌿 喉嚨痛時的療癒小妙方

　　喉嚨發炎時經常伴隨喉嚨痛，這時候使用薄荷純露來漱口，或是使用毛巾溫敷脖子，讓精油跟橄欖油的療效透過皮膚吸收緩和疼痛，如果配合泡澡跟薰香，多管齊下恢復效果更快。

常備複方精油5ml

製作方法：

澳洲尤加利20滴、芫荽籽30滴、綠花白千層40滴、百里酚百里香10滴，製作成一瓶「常備精油」放在小藥箱中以便需要時備用。

使用方法：

1. 50ml薄荷純露＋5滴複方常備精油，取1小杯漱口，每日數次直至症狀緩解。
2. 溫熱橄欖油20ml＋3滴複方常備精油，滴入純棉毛巾中，裹住脖子一晚。
3. 複方常備精油5滴泡澡。
4. 複方常備精油3滴香薰。

藥草茶

1. 錦葵花5朵、薄荷1匙、百里香1小匙＋200ml熱開水，隨時飲用，直至症狀緩解。
2. 玫瑰茄5朵、天然鹽少許＋200ml熱開水可以每隔一小時喝一次，集中攝取較有效果。

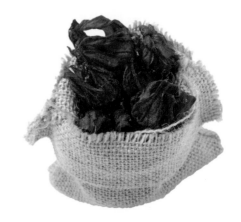

🌿 咳嗽時的療癒小妙方

　　當感冒病毒是造成急性咳嗽的原因，這時病毒已經侵蝕到肺部，大部份的咳嗽會在三週內慢慢自行恢復，若超過時間還沒有治癒的話建議到醫院做詳細檢查，以確認是否被其他細菌感染或是其他病因。

痙攣性咳嗽複方菁華油

使用方法：

4滴豆蔻、4滴沉香醇百里香、4滴香桃木加入30ml甜杏仁油，塗抹喉嚨及胸腔，直至症狀緩解。

痙攣性咳嗽藥草茶

使用方法：

百里香1匙＋德國洋甘菊1小匙加入200ml熱開水，過濾後加入少許蜂蜜，若症狀嚴重可以一小時喝1次。

刺激性咳嗽複方菁華油

使用方法：

安息香3滴、歐洲赤松3滴、白千層5滴、乳香1滴＋30ml葡萄籽油，塗抹喉嚨及胸腔直至症狀緩解。

刺激性咳嗽藥草茶

使用方法：

德國洋甘菊1匙、接骨木花1匙、錦葵花5朵＋200ml熱開水，可以一小時喝1次，直至症狀緩解。

乾咳舒緩菁華油

製作方法：

德國洋甘菊5滴、百里香15滴、鼠尾草10滴＋30ml甜杏仁油

使用方法：

1. 上述調好的按摩油直接塗抹喉嚨及胸腔，直至舒服為止。
2. 洋甘菊、百里香、鼠尾草精油滴1滴在海鹽或茶葉上薰香。

乾咳常備藥草茶

使用方法：

接骨木花1匙、錦葵花5朵＋200ml熱開水，將茶水過濾後加入蜂蜜，可以一小時喝1次，直至症狀緩解。

🌿 發燒的療癒小妙方

可以舒緩發燒的精油有：
玫瑰草、澳洲尤加利、檸檬、醒目薰衣草

使用方法：
1. 上述精油滴1滴加入1公升溫水中（比實際體溫低2～3度左右的水溫），用毛巾溼敷小腿。
2. 上述精油各3滴泡澡。
3. 上述精油各2滴在水桶裡足浴（比實際體溫低2～3度左右的水溫），水量淹過小腿。

🌿 畏寒時的療癒小妙方

大熱天還覺得冷時通常已經是發燒的前兆，使用以下的小妙方可以舒緩不適。

藥草茶

製作方法：
接骨木花2匙、玫瑰茄3朵＋200ml熱開水，過濾後亦可加入少許薑汁。每日早晚三餐飯後喝1杯，連續喝二～三天症狀即可迅速改善。

接骨木花跟薑汁可以促進發汗，將體內寒氣逼出，玫瑰茄含有大量維他命C，可以增強免疫系統。

最常見的生理問題
讓天然的植物療癒你的腸胃！

🌿 胃痛療癒小妙方

胃痛的原因大多是因為壓力大，因此使用抗痙攣及舒緩神經緊張的精油來按摩，一方面幫助腸胃蠕動，一方面讓精油透過皮膚直接吸收進入體內作循環。

複方芳香按摩油

製作方法：
德國洋甘菊3滴、薰陸香3滴＋20ml聖約翰草油或30ml沙棘油，疼痛時按摩腹部跟後腰部，直至症狀緩解。

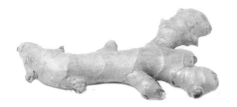

🌿 胃酸過多，反胃療癒小妙方

造成胃酸過多的原因：

1.過鹹、過甜、過冷、過熱、過辣的刺激性食物容易刺激胃酸分泌。

2.多量的澱粉食品及甜食會造成胃酸大量分泌。

3.精神壓力大、神經緊張、過度疲勞、情緒不佳時容易產生大腦皮質功能紊亂，不能好好控制分泌胃酸的神經，容易製造過多的胃酸。

複方芳香按摩油

製作方法：
西洋蓍草3滴、德國洋甘菊3滴、黑胡椒1滴加入30ml沙棘油，按摩前腹及後腰加強吸收循環。

藥草茶

製作方法：
香蜂草1匙、薄荷2小匙、檸檬草2小匙加入少許新鮮薑汁或是2片乾薑＋300ml熱開水，隨時飲用直至症狀緩解。

> 薑是很好的胃酸抑制劑，更可以舒緩胃酸過多引起的嘔吐、胃食道逆流等症狀，非常有效！

🍂 胃腸脹氣療癒小妙方

產生脹氣的原因：

1. 吃東西太快容易產生脹氣。
2. 吃了豆類等容易產生脹氣的食物。
3. 服用了抗生素。抗生素在殺死細菌的同時，也會殺死腸道中的益生菌，使得進入腸道的食物無法消化完全，腐敗的食物在腸道中產生了脹氣。

祛風排氣複方按摩油

製作方法：

芫荽籽3滴、沉香醇羅勒3滴、3滴荳蔻、4滴小茴香加入30ml芝麻油，順時鐘按摩腹部，直至排氣為止。

藥草茶

1. 薄荷2匙、錦葵8朵、檸檬草2匙加入300ml熱開水泡茶，每小時飲用一次，直至症狀改善為止。
2. 迷迭香純露、薄荷純露15ml加入200ml溫開水，隨時喝直至症狀改善為止。

🍂 便秘療癒小妙方

　　大部分的便秘發生原因大多與生活環境和個人行為有關，例如：纖維食物攝取不足、水分攝取不足、脂肪攝取不足、排便動力缺乏、情緒因素、疲勞、藥物作用、運動不足、習慣不良等等原因造成便秘這個惱人的問題，以下方式提供給讀者們試試！

療癒複方按摩油

製作方法：

甜橙6滴、洋茴香籽5滴、月桂4滴、甜茴香5滴、50ml芝麻油。順時鐘方向按摩腹部，若能做全身按摩促進精油在體內循環，效果更快。

藥草茶

1. 桑葉1小匙、玫瑰花5朵、魚腥草1小匙、甜菊葉或是甘草1片（根據個人口感調整劑量）加入300ml熱開水泡茶，每小時喝一次直至症狀改善為止。
2. 大馬士革玫瑰純露15ml加入200ml溫開水，隨時飲用效果極佳。

🌿 腹瀉療癒小妙方

腸管發炎，造成食糜快速通過腸管，包括病毒或是細菌感染、刺激性藥物、中毒、過敏等都是引起腸管發炎原因。

抗痙攣複方按摩油

製作方法：

大花茉莉1滴、佛手柑6滴、小茴香1滴、薑2滴、香蜂草1滴加入50ml芝麻油。依順時鐘方向按摩，也可以熱敷肚子，效果亦佳。

祛風止痛複方按摩油

製作方法：

安息香2滴、薑4滴、德國洋甘菊2滴、黑胡椒1滴加入20ml沙棘油，順時鐘方向按摩。

因為短期或長期的恐懼、焦慮、壓力造成的腹瀉。

減壓複方按摩油

製作方法：

薑1滴、安息香1滴、羅馬洋甘菊2滴、橙花2滴、玫瑰1滴、大西洋雪松1滴＋30ml甜杏仁油，按摩腹部。

藥草茶

製作方法：

檸檬香蜂草1小匙、檸檬草2小匙加入250ml熱開水泡茶，隨時當水喝，直至症狀改善為止。或是多攝取蘋果、高麗菜等食物也對緩解症狀有很大幫助。

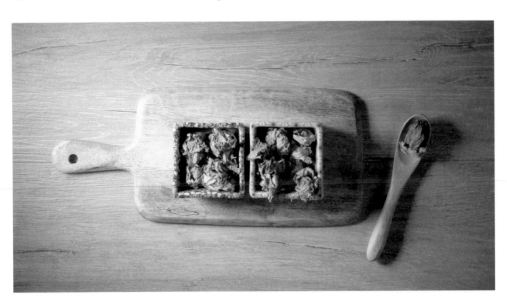

以愛之名寵愛女人的一生！

🌿 生理痛

當女孩逐漸生長成女人時，身體與心靈也開始起了變化，更有些女性們出現了"生理痛"的煩惱。經痛造成的主因是子宮肌肉痙攣性的收縮所造成的，可能是因處在緊張或是壓力大的狀態；更有甚者是每個月發生的"原發性經痛"。本書提供幾個療癒小妙方可以幫助緩和改善。

複方療癒按摩油

製作方法：

萊姆4滴、肉桂3滴、快樂鼠尾草2滴、岩玫瑰2滴、穗甘松1滴加入30ml芝麻油。

使用方法：

按摩腹部及後腰部。

藥草茶

製作方法：

石榴花2匙、玫瑰花3朵、茉莉2小匙加入300ml熱開水，隨時飲用，直至症狀舒緩為止。

玫瑰花對調理女性荷爾蒙相當有助益，同時也可以補氣血、治療便秘。

🌿 經前症候群（PMS）

在生理期來前的七天到十天可能會有些不適症狀，例如：

1.容易水腫。受到荷爾蒙作用而導致水腫，可利用精油對腦下垂體產生溫和的調節。

2.憂鬱敏感。

經前調理按摩油

製作方法：

杜松2滴、洋茴香3滴、安息香2滴、大花茉莉1滴、波旁天竺葵3滴、檀香1滴加入30ml杏核桃油，調成按摩油。

使用方法：

按摩下腹部及後腰，水腫的時候也可以針對淋巴腺做整體按摩，效果更好。

經前療癒菁華油

製作方法：

奧圖玫瑰1滴、佛手柑2滴、依蘭1滴、摩洛哥香桃木1滴、黑胡椒1滴加入10ml荷荷巴油

使用方法：

當感覺心情不美麗時，建議滴在手帕上嗅吸，或直接滴在掌心上搓熱嗅吸。

藥草茶

製作方法：

鼠尾草1大匙、石榴花1大匙，甜菊葉1小匙，加入300ml熱開水泡茶，亦可加入蜂蜜調整口感。隨時飲用。

TIP：請注意以上幾支精油也可作用於"通經"治療，因此不適合原本經血量很多的女性。

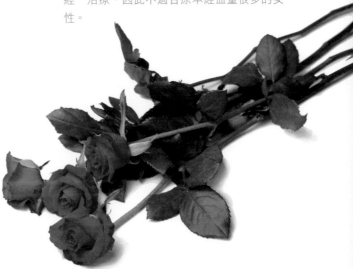

🌿 閉經、經血量過少問題

複方按摩油

製作方法：

甜橙2滴、波旁天竺葵6滴、快樂鼠尾草5滴、完全依蘭4滴、檀香1滴加入30ml芝麻油。

使用方法：

按摩腹部與後腰，每週一次全身按摩，促進循環效果更佳。

調節經血量精油

絲柏、天竺葵、玫瑰（具有調節子宮的功能，因此各類月經問題都非常適合）

TIP：經血量多者的忌用精油包括快樂鼠尾草、鼠尾草、沒藥、羅勒、杜松、茴香、迷迭香等（為免流血量大增，生理期前幾天請避免使用）。

月經不規則（重建身體的內分泌）

療癒小偏方：

月經開始第四到十四天之複方療癒精油
茴香3滴、快樂鼠尾草5滴、玫瑰2滴加入月見草油20ml

第十五到二十八天之複方療癒精油
佛手柑5滴、杜松2滴、史考特松3滴加入月見草油20ml

更年期療癒小叮嚀：

更年期時的女性荷爾蒙分泌會產生很大的波動，因此各種生理症狀變化也會衝擊心理變化，伴隨而來的是各種負面情緒。

1. 熱潮紅：

護理按摩油

快樂鼠尾草5滴、波旁天竺葵6滴、龍艾2滴、玫瑰1滴加入月見草油30ml，全身按摩效果最佳。

藥草茶

鼠尾草2g＋200ml熱開水泡茶，每小時喝一次，直至症狀改善為止。

2. 盜汗、多汗

複方常備純精油 5ml

製作方法：

葡萄柚34滴、絲柏20滴、鼠尾草30滴、胡椒薄荷15滴、檀香1滴

使用方法：

1. 製作身體止汗噴霧：複方精油18滴加入30ml薰衣草純露，裝入罐中即可使用。

2. 複方精油3滴隨時薰香，或是每日6滴泡澡，對於舒緩症狀效果絕佳。

3 情緒不穩

複方常備純精油 5ml

製作方法：

阿米香樹精油20滴、大花茉莉精油1滴、萊姆30滴、依蘭15滴、佛手柑34滴

使用方法：

1. 複方精油5滴泡澡。

2. 複芳精油3滴薰香。

3. 複方精油12滴加入30ml無香乳液，每日洗澡後以身體乳液保養皮膚兼心靈療癒。

藥草茶

石榴花5朵、茉莉1匙加入檸檬片＋300ml熱開水泡茶、蜂蜜調味口感更佳，也可以觀察一下自己當下的情緒搭配Bach花精來一起調整心情，加入藥茶中使用效果更棒喔！

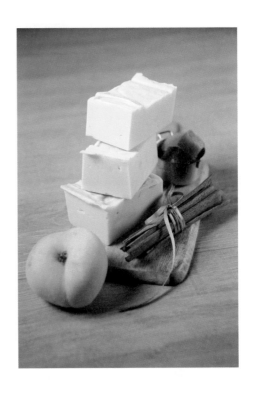

男人雖然沒有經期，不會有停經問題，但因為男人到了中年會有雄性激素減少、睪固酮減少，進而引發各種身心障礙，導致男性更年期症狀，包括容易疲勞嗜睡、焦慮、失眠、多愁善感等。

關於男人的療癒小偏方：

複方常備純精油5ml：高地薰衣草40滴、羅馬洋甘菊15滴、橙花10滴、乳香10 滴、佛手柑25滴。

使用方法：

1. 複方精油3滴，可做薰香。

2. 複方精油5滴加入甜杏仁油25ml舒壓按摩。

3. 複方精油5滴泡澡。

為肌膚加油！

　　皮膚是人體最大的器官，也是身體跟外界環境隔絕的界面，更是防禦外來影響的第一道防線。皮膚保護身體免受外在病原的影響，也避免水分過量流失，更有隔熱、溫度調節、感覺以及產生維生素D的作用。以下介紹幾種常發生的皮膚疾病，並提供解決問題的療癒小偏方給讀者們做參考。

🍃 惱人小痘痘的療癒小妙方

　　長痘痘一直是愛美女性的小煩惱，無論是青春期的青春痘還是成人內分泌失調的成人痘，以下提供最簡單的療癒方式，請讀者一定要試試看喔！

抗痘凝膠

製作方法：
檸檬薄荷3滴、香蜂草2滴、香桃木3滴、波旁天竺葵4滴、茶樹2滴、桉油樟2滴。

使用方法：
上述複方精油加入40g有機蘆薈膠，每天塗抹患部，直至症狀改善為止。

🍃 異位性皮膚炎療癒小妙方

皮膚修復軟膏

製作方法：
岩玫瑰2滴、胡蘿蔔籽油3滴、德國洋甘菊1滴、廣藿香2滴。

使用方法：
上述複方精油加入乳油木果脂30g、琉璃苣籽油10g、玫瑰果油10g，10g蜂蠟製作成軟膏，每天塗抹患部，直至症狀改善為止。

案例實證

　　朋友的小孩從小被異位性皮膚炎困擾，不能用任何清潔用品洗澡，身上皮膚容易長紅紅癢癢的疹子，經常抓破皮並滲出液體，只能依賴皮膚科醫生開的類固醇藥膏治療，我請朋友自製上述配方的軟膏，每天塗在小孩身上，幾天後被感染的傷口好了，我再建議她將上述複方精油跟玫瑰果油做成一小瓶潤膚油，每天洗完澡替孩子按摩，一個月後異位性皮膚炎已經不再困擾他了。

🌿 過敏性皮膚炎療癒小妙方

複方療癒菁華油

製作方法：
德國洋甘菊1滴、松紅梅4滴、花梨木3滴、岩蘭草1滴、絲柏2滴、大西洋雪松2滴、沙棘油3滴。

使用方法：
複方精油加入20ml琉璃苣籽油＋玫瑰果油10ml，每天塗抹患部，直至症狀改善為止。

TIP：有時候過敏性皮膚炎是因為免疫系統下降而造成的，如果可以建議全身性的按摩，將會加速精油在身體內的循環，可以增加康復的速度喔！

🌿 橘皮組織療癒小妙方

複方療癒菁華油

製作方法：
葡萄柚6滴、永久花4滴、桉油醇迷迭香4滴、杜松3滴、岩蘭草3滴、橙花1滴加入30ml芝麻油。

🌿 其他美容小妙方

保溼乳液： 乳香3滴、玫瑰草7滴、花梨木2滴＋30ml無香乳液。

美白乳液： 玫瑰1滴、甜橙5滴、檸檬3滴、佛手柑3滴＋30ml無香乳液。

抗痘油： 醒目薰衣草5滴、玫瑰草3滴、花梨木2滴＋葡萄籽油10ml。

🌿 足癬（香港腳）療癒小妙方

足癬就是俗稱的香港腳，鴉片戰爭時，英軍駐守香港，因為氣候潮溼而得的一種黴菌感染，因此成之為"香港腳"，其症狀是趾縫脫屑，奇癢無比的水泡，但也有不痛不癢，但卻不斷的脫皮現象。

1.茶樹純露＋溫水（1:1）加入海鹽及茶樹精油6滴，泡腳30分鐘。

2.足癬療癒油：茶樹5滴、玫瑰草3滴、百里香2滴加入10ml金盞花浸泡油，塗抹患部調理。

3.以上療癒小偏方建議連續泡腳8天，即可獲得改善。

TIP：茶樹精油是處理黴菌感染效果最佳的精油，搭配茶樹純露一起使用效果更棒！

🌿 牛皮癬的療癒小妙方

療癒軟膏

製作方法：
廣藿香4滴、穗甘松2滴、岩玫瑰1滴、胡蘿蔔籽油1滴＋乳油木果脂20g＋金盞花浸泡油10g做成軟膏。

使用方法：
將上述軟膏每天塗抹患部，直至症狀改善為止。

體內大掃除（泌尿系統的療癒）

上班族最容易發生憋尿的問題，泌尿系統是人體排泄的器官，如果體內廢物排出量不夠多時容易造成體內毒素的堆積，最適合的方法是使用按摩油按摩排毒，或是泡澡也很合適。

🌿 利尿排毒療癒小妙方

製作方法：

安息香1滴、香桃木1滴、杜松漿果1滴。

使用方法：

1. 以上複方精油加入5ml荷荷巴油按摩腹部。
2. 以上精油各3滴加入熱水中泡澡。

🌿 頻尿問題（夜尿）療癒小妙方

製作方法：

橘1滴、檜木1滴。

使用方法：

1. 以上複方精油加入5ml荷荷巴油按摩腹部。
2. 以上精油各3滴加入熱水中泡澡。

🌿 膀胱炎療癒小妙方

複方精油5ml

製作方法：

檸檬尤加利30滴、茶樹30滴、真正薰衣草20滴、紅柑10滴。

使用方法：

1. 泡澡：5滴複方精油加入少許乳霜，溶解在熱水裡泡澡。
2. 按摩：複方精油10滴加入芝麻油20ml按摩腹部。

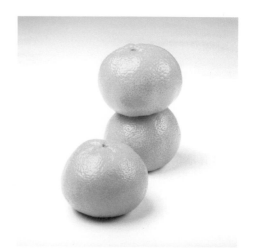

最常見的生理問題

窈窕瘦身纖體小妙方

　　淋巴是種無色的液體，淋巴管的組成類似血液的循環系統，淋巴的流動是來自於淋巴管四周的肌肉活動所產生的壓力，促使淋巴液的流動，因此如果活動量太小，可能會導致淋巴系統循環不順暢。

　　淋巴系統收集跟排除身體的廢物；另一個重要功能是排除身體多餘的體液，淋巴循環不良時，身體容易出現局部或是全身性的體液滯留，輕則出現水腫現象，重則演變成蜂窩性組織炎。

淋巴排毒油

　　天竺葵2滴、馬鞭草酮迷迭香4滴、歐洲赤松6滴加入甜杏仁油20ml按摩。

　　淨化排毒之後，預防脂肪的堆積及控制食慾也很重要。

預防脂肪堆積精油

　　葡萄柚6滴、大西洋雪松2滴、迷迭香4滴，加入甜杏仁油20ml按摩，加強淋巴排泄的功能。

控制食慾精油

　　黑胡椒2滴、佛手柑5滴、醒目薰衣草5滴，加入甜杏仁油20ml按摩。

抑制糖分吸收藥草茶

　　桑葉2匙＋200ml熱開水，每日一杯。

案例實證

　　林小姐是上班族非常愛美，所以總是很注意自己的身材，有段時間每天喝上一杯桑葉茶，大約每月都會去美容沙龍做一至二次全身按摩，每次她都會自製上述淋巴排毒按摩油使用，平時也調製控制食慾精油，在飯前塗抹腹部按摩，每晚洗澡後就用預防脂肪堆積的配方當潤膚油使用，或是直接用複方精油泡澡，加速身體的代謝，大約二個月後，身體越來越輕盈，心情也輕鬆愉快了。

腰痠背痛、板機指說 ByeBye ！

 ## 肌肉痠痛

療癒菁華油

製作方法：

藍艾2滴、豆蔻4滴、迷迭香3滴、杜松果3滴加入10ml山金車浸泡油＋10ml聖約翰草浸泡油。

使用方法：

1. 按摩全身或痠痛部位。

2. 製作痠痛膏，療癒菁華油8ml＋2g天然蜂蠟，需要時隨時塗抹。

   相信很多人有這樣的經驗，爬完山或剛完成一趟自行車之旅時，隔天四肢肌肉超痠痛，此時這瓶痠痛藥膏正好派上用場。

 ## 腱鞘炎（板機指）

療癒菁華油

製作方法：

馬鬱蘭4滴、桉油醇迷迭香4滴、百里香3滴、歐洲赤松3滴、真正薰衣草2滴、乳香4滴加上10ml聖約翰草浸泡油＋20ml山金車油＋芝麻油20ml。

使用方法：

塗抹在患處按摩。

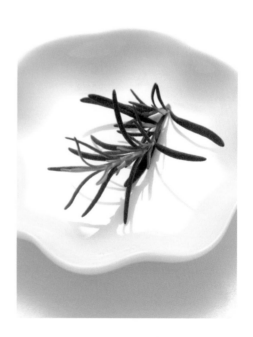

急救保健室

🌿 扭傷

療癒菁華油

製作方法：義大利永久花 6 滴、桉油醇迷迭香 4 滴、羅馬洋甘菊 2 滴、黑胡椒 1 滴、肉桂 1 滴加入山金車浸泡油 30ml。

使用方法：塗抹複方精油於患部。

🌿 止血

複方常備純精油5ml

製作方法：岩玫瑰 30 滴、薰衣草 40 滴、絲柏 10 滴、沒藥 10 滴、西洋蓍草 5 滴、義大利永久花 5 滴。

使用方法：10 滴複方常備純精油加入聖約翰草浸泡油 20ml，做為緊急備用油，有需要時直接塗抹患部。

🌿 燒燙傷

療癒菁華油

製作方法：金盞花浸泡油 10ml ＋高地薰衣草精油 10ml，曬傷時再加入薄荷精油 5 滴。

🌿 傷口癒合

複方療癒菁華油

製作方法：綠花白千層 6 滴、薰衣草 8 滴、永久花 3 滴、絲柏 5 滴、岩玫瑰 3 滴、纜香脂 5 滴。

使用方法：上述複方精油加入 30ml 金盞花油，做為緊急備用油，需要時直接塗抹患部。

🌿 蚊蟲叮咬

複方常備純精油10ml

製作方法：香茅 60 滴、醒目薰衣草 50 滴、茶樹 40 滴、波旁天竺葵 30 滴、大西洋雪松 10 滴、廣藿香 10 滴。

使用方法：12 滴上述複方精油加入 20ml 芝麻油，外出時塗抹四肢。

防蚊凝膠

上述複方精油 4 滴加入貓薄荷 2 滴及蘆薈膠 20g，可製成防蚊凝膠，外出前塗抹四肢。

消炎乳膏

德國洋甘菊 5 滴、花梨木 5 滴、高地薰衣草 10 滴加入金盞花油 5ml、乳油木果脂 15g（隔水加熱，加入複方精油凝固即可）。

何謂純露

純露是蒸餾精油時的副產品，跟精油蒸餾萃取自同一植物，並與精油同時產生。但純露與精油的化學組成不一定相符，純露保留植物的水溶性物質較多，而精油集聚集了較多的脂溶性成分。與精油不同的是，純露裡的芳香分子很微量，大約只有千分之二到三，但最前段蒸餾的純露，因為品質較高，留下的芳香分子較多。所以只有高品質的純露，香氣濃厚，療效自然更佳。

因此純露的品質跟精油一樣，通常嗅覺測試便足以判斷高低。純露也因為沒有精油的濃度高較刺激的問題，性質較溫和，價格也比精油親民許多，更是身體重病虛弱患者、嬰幼兒、小寵物們都可以使用的自然療癒好幫手。

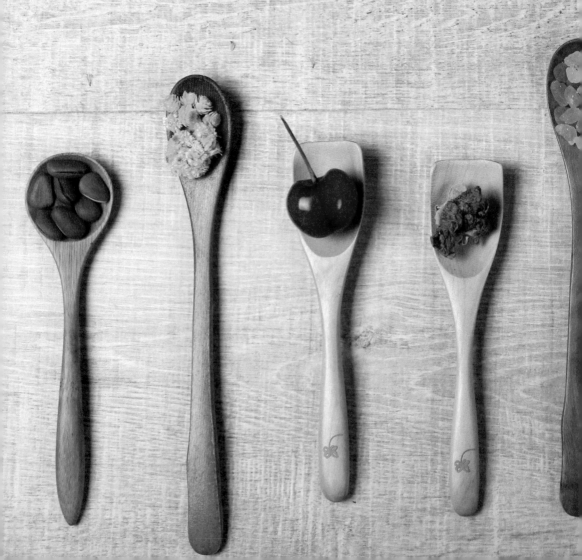

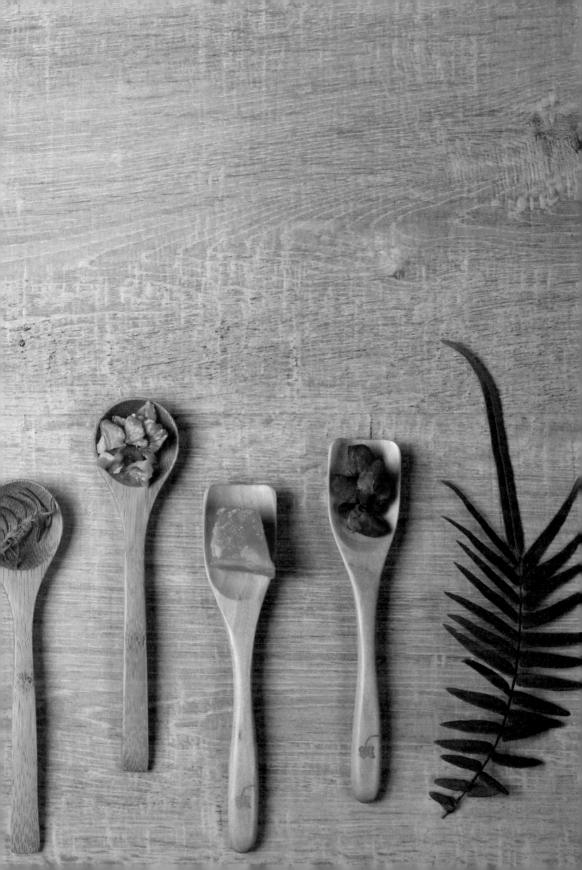

Part 1

第3章

保養品ＤＩＹ的自我療癒魔法

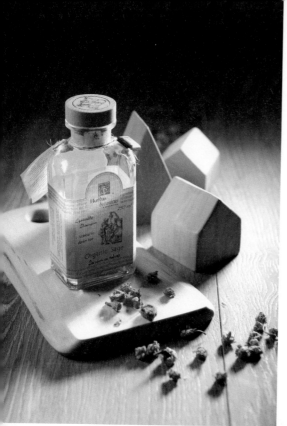

平衡調理洗髮水 （100ml）

抗頭皮屑，抗菌止癢，清潔毛囊，抑制頭皮
出油，平衡 pH 質，使頭髮恢復健康蓬鬆。

材料：

1. 弱酸性起泡劑20ml
2. 複方精油：伊蘭1滴、迷迭香10滴、薄荷
   10滴、山雞椒14滴、大西洋雪松5滴
3. 茶樹純露80ml

做法：

根據油水分離製作原理，將材料1＋2均勻混
合後，加入3拌均勻裝罐即可。

貼心小叮嚀：

1. 此洗髮精因為無添加增稠劑，會比市售洗
   髮精看起來還稀，但洗淨力卻絲毫不差，
   建議裝慕斯瓶使用比較方便。
2. 不習慣洗髮水太稀，可以加一點點鹽當作
   天然增稠劑。

香草酊劑

香草酊劑經過稀釋後，可以做為濕敷劑、面
膜、乳霜等多元應用範圍，更可以做為精油的
替代品。

材料：

1. 德國洋甘菊50g
2. 伏特加酒100ml
3. 容量200ml的玻璃容器

做法：

將香草放入容器中，加入材料2即可封罐，每
天搖混一到二次。浸泡二個月即可過濾出香
草，酊劑可保存一～二年。

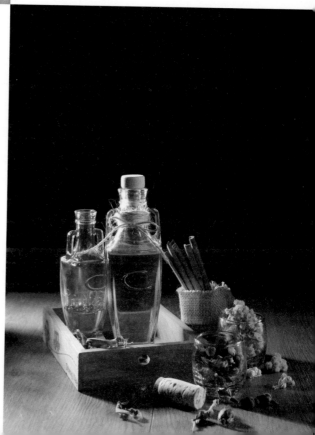

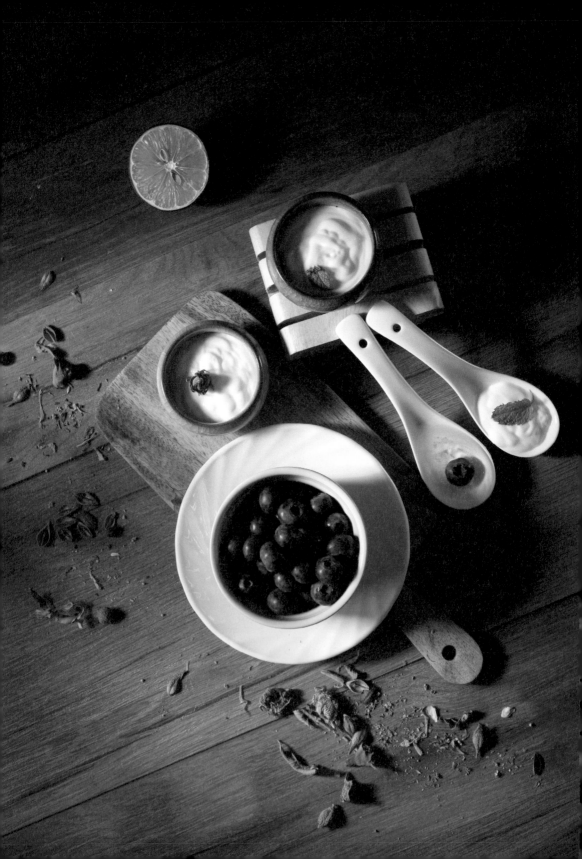

夏日美白保溼凝露（100ml）

擺脫夏日溼熱的黏TT，乳液乳霜太油膩，試試清爽的保溼凝露吧。玫瑰草的高效保溼，留香度極高的玫瑰原精，除美白之外可以安撫煩躁的情緒。

材料：

1. 有機蘆薈膠30ml

2. 玫瑰草9滴，玫瑰原精1滴

3. 保加利亞玫瑰純露20ml

4. 蒸餾水50ml

做法：

材料1＋2攪拌均勻，材料3＋4攪拌均勻，兩者合一拌勻即可裝瓶。

熟齡滋潤身體乳液（100ml）

以來自南美州的珍貴玫瑰果油與亞美尼亞的杏桃核仁油兩種超滋潤的成分結合，寵愛敏感脆弱的肌膚，並提供雙重呵護，達到有效深層滋潤乾燥肌膚。同時散發出充滿女性魅力的迷人香氣，是保護肌膚度過冬天乾燥氣候的必備法寶。

材料：

1. 玫瑰果油5ml

2. 杏桃核仁油5ml

3. 薰衣草純露40ml

4. 蒸餾水50ml

5. 全效型乳化劑3ml

6. 精油：高地薰衣草12滴、伊蘭2滴、甜橙18滴、花梨木8滴

做法：

材料1＋2＋5＋6攪拌均勻，材料3＋4攪拌均勻，兩者合一拌勻即可裝瓶。

茉莉靜心防曬乳液（30ml）

烈日當頭，除了做好皮膚的防曬措施之外，更需要靜心安神，香氣濃郁的茉莉精油是靜定安神最佳選擇。

材料：

1. 冷壓椰子油3ml

2. 德國洋甘菊純露13ml

3. 蒸餾水14ml

4. 茉莉精油1滴

5. 全效型乳化劑6滴

做法：

材料1＋4＋5攪拌均勻，材料2＋3攪拌均勻，兩者合一拌勻即可裝瓶。

精油雙效卸妝乳（100ml）

卸彩妝、清潔臉部一瓶搞定。

材料：

1. 椰子油起泡劑40ml

2. 葡萄籽油50ml

3. Tween 80 5ml

4. Tween 20 5ml

5. 精油：絲柏3滴、澳洲尤加利2滴、紅柑3滴、苦橙2滴

做法：

材料2＋5攪拌均勻，加入1＋3＋4攪拌均勻，兩者合一拌勻即可裝瓶。

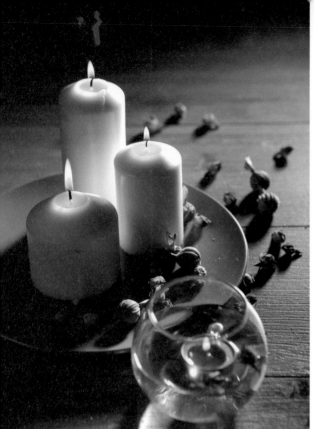

芳療蠟燭（50ml）

精油蠟燭可以達到薰香效果，
放浴室中也可以達到良好的除臭效果。

材料：
1. 乳油木果脂10g
2. 大豆蠟20g
3. 蜜蠟20g
4. 甜橙15ml
5. 乳香1ml
6. 綠花白千層4ml

做法：
材料1＋2＋3放入小燒杯中隔水加熱至完全
融化，加入材料4＋5＋6攪拌均勻，即可裝
入喜愛的容器中，放入燭心，待凝固後即完
成。

巧克力潤唇膏（10ml）

外面買不到的極度滋潤護唇效果，天然的巧克
力芳香，帶點咖啡色增加嘴唇好氣色。

材料：
1. 橄欖油7g
2. 可可膏1g
3. 蜂蠟2g
4. 薄荷精油1滴
5. 甜橙1滴

做法：
材料1＋2＋3放入小燒杯中隔水加熱至完全
融化，加入材料4＋5攪拌均勻，即可裝入護
唇膏管中，待凝固後即完成。

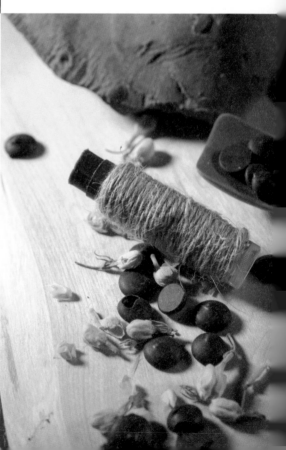

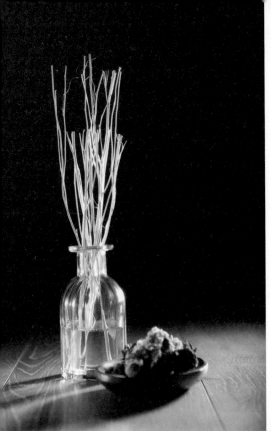

空氣淨化擴香竹（50ml）

流感盛行的季節，殺菌抗病毒是維護健康的好
方法，將精油擴香竹放在室內角落處，以淨化
空氣；此配方也可以製成「除臭噴霧」，香氣
怡人。

材料：
1. 山雞椒25滴
2. 百里香10滴
3. 醒目薰衣草20滴
4. 檜木5滴
5. 75度酒精40ml
6. 蒸餾水10ml

做法：
材料1＋2＋3＋4＋5攪拌均勻，最後與材料
6攪拌均勻，兩者合一拌勻即可裝瓶。

香草糖

自製天然香草糖，泡茶配咖啡都很搭，忙碌工
作之餘含一顆天然香草糖紓解緊張與焦慮。

材料：
1. 紅糖100g
2. 乾燥迷迭香10g
3. 乾燥薄荷5g

做法：
紅糖放入鍋中低溫加熱至融化，成液態狀即加
入乾燥香草，以湯匙滴在烘焙紙上，待糖凝固
後即可取下裝罐。

TIP
也可以考慮在香草糖果的製作過程中加入適合
的花精（包括急救花精）；原則上最好選擇不
超過四種花精；使用份量和飲用／服用的花精
配方一樣，每種單方只需放入2滴，而急救複方
花精只需放入4滴即可。

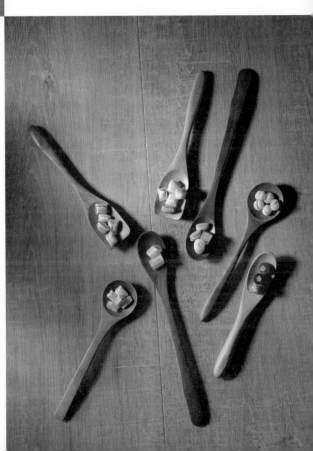

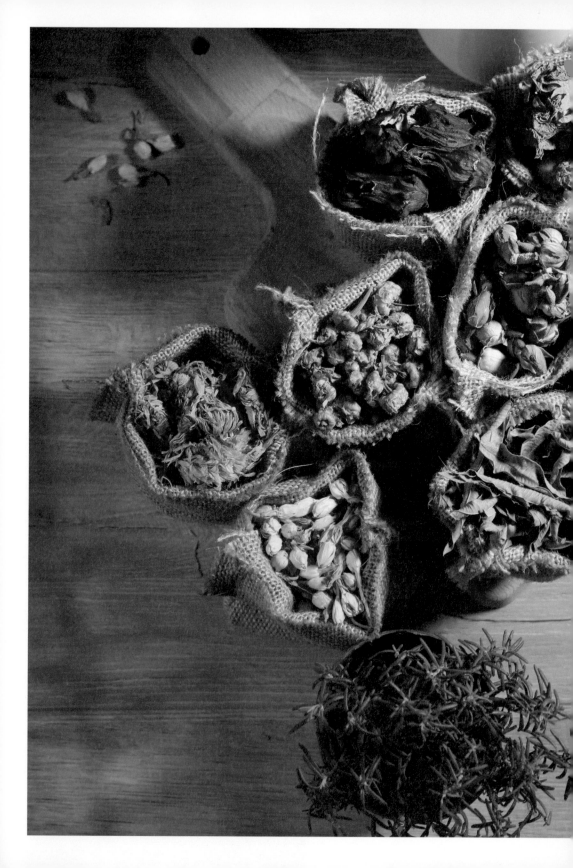

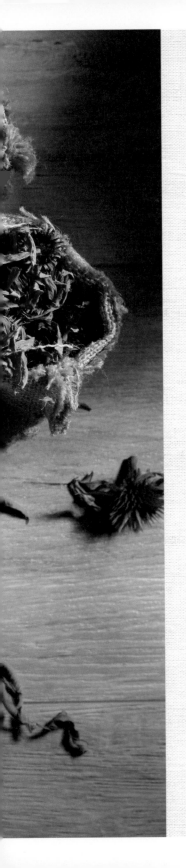

Part 2

自皂健康的療癒植物

Part 2

第 1 章

心靈狀態適用的療癒植物

能量與心理狀態的迷思，許多人不能明白，為何植物可以療癒心靈或身體，能量到底是什麼？先舉幾個簡單的例子：

如果聽到一首歌可以讓您感到開心或是悲傷，短短的一首歌只有幾分鐘，透過聲音的傳遞可以影響到人類的情緒，這就是能量的展現。同樣的道理，當我們聞到一個味道可以感知喜歡或厭惡，或是我們吃到某些甜點或巧克力，心情就變得很滿足。

聽一首歌、聞一個味道、吃某種東西，都會影響到人類的情緒跟改變心理狀態，同樣使用精油或是花精也有這樣異曲同工之妙。當我們在聞到某種精油或是幾種精油混合的香味時，我們嗅覺細胞上的受體與芳香分子結合後，一連串的反應傳遞到腦部，腦部加以分析之後，辨識出重要分子並轉換成重要訊號。透過這些訊號也可以說是能量來影響我們的情緒、心理狀態或是行為模式。

Bach 花精、芳草植物的應用關係

芳草植物在本書的應用裡面分成「植物精油」與「藥草茶」兩大項應用方向的解析。精油使用在情緒層面時，是以情緒當時的樣態去做治療，譬如說「生氣」或「失眠」的時候，可以使用什麼精油來改善當下的狀態？

芳香療法裡討論生氣時應該使用什麼精油，而不會去細分「生氣的原因」來使用精油。一支精油裡面的化學分子可能是數十種至數百種分子所組成，因此精油能夠處理的涵蓋範圍較為廣泛，無論是在生理面或是心理面。

精油成分包含比較廣，藥茶也是植物，療效較廣，在情緒面相當好用。本書挑了「常用精油」及「常用藥茶」來作討論，不容易在精油專賣店買到的或是大家比較不熟悉的藥茶就不在此書討論範圍內。

不過，在相同的情況下，Bach花精則是要去深究「為什麼會生氣？」、「為什麼會悲傷的原因」，而去找到對應的花精。因為情緒產生的原因不同，所使用的花精也會不同。這是精油跟花精在使用上最大的不同。

若以兩者組合的成分來細分，芳香精油源自許多有機化合物的組成，不同的組合決定精油的氣味及藥理屬性，每一種芳香分子的療癒作用，都可以由化學結構中得到應證。而精油的療癒能力，並不是由某種單一成分來決定，而是所有分子

交互作用而產生的，像是中草藥一樣，一種中草藥有許多的植物藥理屬性，例如枸杞可以明目，也可以舒眠安神，同一個植物有許多不同的療效。

　　花精的療癒在於平衡一種狀態的負面情緒，讓心靈達到和諧的狀態。花精可以同時應用多種，當某幾種情緒出現時，可以同時應用，比如說可能同時出現不確定族群的「龍膽」、「史開蘭」可以同時一起應用。

　　精油也可以同時應用，但精油因為的組合成份複雜許多，因此同一精油可以同時應用在二種以上的情緒族群裡面，這是精油跟花精在應用上的最大不同。關於本書探討的Bach花精香細解說將會在（第109頁花精篇章中詳解）以下說明常用的精油與Bach花精的七大情緒如何搭配應用來處理當下的情緒與心靈狀態。

花精、芳草精油的療癒作用

　　以下以圖說明常用精油與花精可以處理的情緒與心靈狀態。

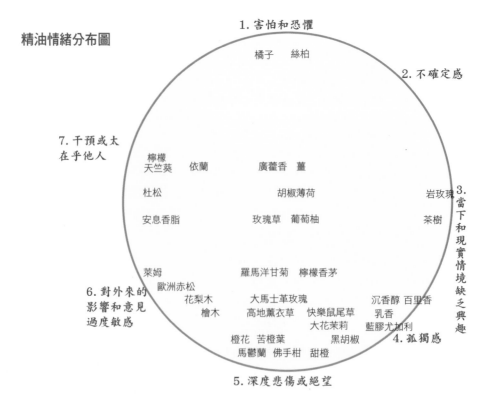

精油情緒分布圖

1. 害怕和恐懼
橘子　　絲柏

2. 不確定感

7. 干預或太在乎他人

檸檬
天竺葵　　依蘭　　　　廣藿香　薑

杜松　　　　　　　胡椒薄荷

安息香脂　　　　玫瑰草　葡萄柚

3. 當下和現實情境缺乏興趣
岩玫瑰
茶樹

萊姆
歐洲赤松　　　羅馬洋甘菊　檸檬香茅
花梨木　　　大馬士革玫瑰
檜木　　高地薰衣草　快樂鼠尾草
大花茉莉
橙花　苦橙葉　　黑胡椒
馬鬱蘭　佛手柑　甜橙

沉香醇　百里香
乳香
藍膠尤加利

6. 對外來的影響和意見過度敏感

4. 孤獨感

5. 深度悲傷或絕望

| 檸檬 | | 檸檬的氣味比較屬於「內斂嚴肅」，但又不會沉悶過重，仍然保持著芸香科的清新氣味，對於鼓舞人心有不錯的效果。 |

| 橘子 | | 容易亢奮、緊張、不安、擔憂、憂鬱、發怒、具攻擊性、自律神經失調。 |

| 葡萄柚 | | 沮喪、喪失自信、心情低落、焦慮、苛責別人、情緒搖擺。 |

| 萊姆 | | 苦中作樂，重拾對世界的好奇心。 |

| 甜橙 | | 令人愉悅的味道，可以讓人卸下心防，保持積極的態度，正向思考。最適合追求完美的工作狂，或是容易自我否定的憂鬱狀況，對於失眠也有很好的效果。 |

| 歐洲赤松 | | 憂鬱狀態、神經衰弱、無精打采、壓力導致的身心症。正面能量是代表不屈不撓，排除萬難，無堅不推的的毅力，代表征服與勝利。 |

| 絲柏 | | 當感情已經超過理智線，變得不穩定時，如：亢奮、忍耐力下降、突然的驚嚇、失落感……等，十分有用；也適合用在需要作出決斷的時候。 |

| 乳香 | | 埃及、印度等古文明的神聖儀式中，經常使用乳香。乳香可以讓身體中心的氣場上下通暢，除了振奮精神、緩和浮躁的情緒外，同時也可以達到深度鎮定心神，調整心情至最佳狀態。 |

| 黑胡椒 | 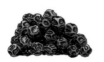 | 想讓身心得到溫暖時，可以使用黑胡椒，尤其在對事物失去關心跟感動時，最能夠派得上用場。精神疲勞、無精打采、冷漠、失去感動，甚至性功能障礙時，能夠恢復敏銳度，提高記憶力跟集中力。 |

杜松		神經過敏，想要淨化轉換心情時，能夠鼓舞心靈，如：感情問題，讓鬱悶遠離，可以改善氣血鬱滯。
岩玫瑰		在任何脫序情況中清醒。容易進入大腦潛意識區，特別容易做怪夢，是重新整理潛意識的開端。
羅馬洋甘菊		鎮靜中樞神經的效果很強，適合用來處理面臨措手不及的突發狀況、被悲傷的情緒淹沒時、遭受重大精神打擊……等。羅馬洋甘菊可以安撫亢奮，對於頭痛、夜驚、厭食、或是過動兒童，可以達到鎮靜效果。
快樂鼠尾草		適合用在焦慮或容易緊張的時候，它可以強化神經，保持情緒的穩定，使人有幸福感。搭配柑橘類精油使用有更好的放鬆心靈效果。
苦橙葉		可以強化心靈，發揮克服障礙的力量，當內心產生巨大動搖，或懷疑自身存在意義時，能夠讓人放鬆。非常適合總是習慣把責任往自己身上攬的人，因負擔過重而造成長期心力交瘁的人使用，屬於放鬆型的精油。
佛手柑	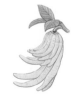	當心情跌落谷底，情緒極度不安的時候，佛手柑能夠釋放壓抑的情感和不安，進行緩慢的調理，幫助恢復平穩的精神，適合心情過度亢奮或過度沮喪時。經常處於忍耐狀態的人可以搭配乳香、天竺葵、薰衣草、橙花等精油使用。
高地薰衣草	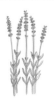	紫色的薰衣草具備讓人心平氣和的視覺效果，它的香味同樣也具備活化副交感神經的作用。能夠調理自律神經，減少身心症的症狀。對於身體上出現因為疼痛所以坐立難安、感到焦躁不已的時候，能夠發揮安神、舒緩緊張的效果。

安息香脂		安息香有著像糖果般的甜蜜氣味,散發溫暖安撫人心的氣息。當情緒處於一觸即發,言語跟態度帶刺,想要一個人窩在角落裡安靜獨處的時候,非常適合使用,尤其跟橘子精油搭配使用,效果非常好。
大花茉莉		覺得空虛,感到現實的不滿,對自己的能力沒信心時,只需要 1 滴茉莉精油就可以讓人振奮情緒,充滿幸福的感覺,讓內心的煩躁不安一掃而空。並且消除憂鬱跟緊張,能讓人放鬆心情。
天竺葵		適合掌控行動的人使用,如權威媽媽,習慣把人都綁在身邊,喜歡把一切都抓在手裡。對金錢物質太過計較,行事過度小氣,天竺葵可以讓人學會放手。
大馬士革玫瑰		適用於當寂寞或痛苦來襲的時候,大馬士革玫瑰能打開傷痕纍纍而緊閉的心扉,讓經歷椎心刺骨之痛或被打擊到一蹶不振的負面情緒一掃而空。讓人重新體會愛情的喜悅與歡愉,並賦予人重新出發的力量。
百里香	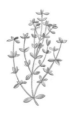	閉門不出或想得到強大力量時,百里香能夠提振身心提升活力、強化精神,把憂鬱的心情一掃而空。若稀釋成適當的濃度,對排解青少年壓力也相當有幫助。如果讀書或需要用腦時,跟藍膠尤加利、薄荷一起使用,能夠發揮更好的功效。
玫瑰草		過度興奮時,玫瑰草能夠發揮調整精神的作用,讓人恢復平靜。當人因為壓力、煩惱、陷入沮喪、不安、孤獨、感覺孤立無援時,它除了像玫瑰一樣能夠撫慰人心,帶有像青草及檸檬的香氣,能夠幫助人走出困境,獲得活力,保持情緒穩定。

花梨木	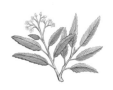	讓心可以不偏不倚，不過度偏向別人或自己，尤其是容易不由自主地去犧牲奉獻，沒底線的付出，花梨木可以幫助人不會因為過度付出而耗竭太多精力，並滋養乾枯無味的心靈。冥想時候薰香，不但可以集中精神，也可以活絡脈絡，休養放鬆。
橙花	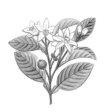	非常適合用來處理工作或生活中心力交瘁的人，或不知道如何與壓力共處的人，在情感上被逼得無法動彈的人，內心深受傷害或尚有問題等待解決的人。橙花是一種能夠治療靈魂、給人慰藉和安全感的精油。每天為生活忙碌打拼，而無法得償所願的時候，只要滴1～2滴橙花精油在掌心嗅吸，就能達到很好的療癒效果。
茶樹	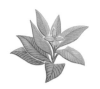	茶樹能夠強化身心，提振鬱悶心情，讓人重新燃起鬥志。陷入瓶頸的時候，建議與尤加利、羅文沙葉等一起使用，可以消弭怒意，幫助恢復平靜，使身心平衡，也適合腦子總是亂糟糟，無法迅速採取行動的人。
馬鬱蘭	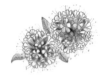	無法認清自己的底線，強迫自己硬去執行，不肯放鬆休息，最後造成自主神經的失衡。總是追求著不符合自然法則的「直線上升式」的成長，永無止境地追求不合自己的巨大慾望，終至付出身心失衡的代價。
胡椒薄荷		在精神疲勞、失去幹勁、無精打采、靈感和直覺減退、記憶力與集中力降低、驚嚇、發怒、亢奮時使用療效極佳。並可以提神醒腦、強化心靈，如果初到一個新環境，能夠讓人更快進入狀況，同時也產生新靈感、直覺和創造力。
檜木	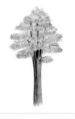	含有強健神經和鎮靜作用的芳香成分，適合用於希望整頓好自己的步調之際，想要好好的收心，冷靜行動時，檜木能夠助一臂之力。能夠保持心情平靜，卻又不會過分壓抑，藉由整頓身心，調整提升整體步調。與馬鬱蘭一起使用能夠提高抗壓性，緩和神經還能促進睡眠。

檸檬香茅		興奮過度或是神經過敏的時候，它的香味能轉換心情，很適合無法消除煩惱、精神疲憊或是極度緊張的時候，檸檬香茅能夠幫助拓展視野，沉澱下來之後，令人冷靜地講出解決的對策。
藍膠 尤加利	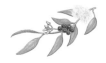	因為過度表達，而造成溝通障礙；因為表達能力佳而反應太快，以至容易辭溢乎情，流於表面的華麗辭藻，或言語譏諷，因而得罪人，藍膠尤加利可以幫助平衡表達，保有人與人之間的溫厚情感跟深刻的內心磨練。
依蘭		讓人敞開心房，同時放鬆極為緊張、無法真正開懷的時候，對於別人過度苛求，希望以平常心接受自己的樣子，依蘭能夠使人增加自信心，重展笑顏。
薑		凡是因過度疲勞、驚嚇、深切悲痛、憂鬱、失戀等造成的精神萎靡，失去喜悅、熱情和感動，感覺內心悲傷的人，都適合使用薑精油。跟迷迭香、杜松、檸檬等精油一起使用可以促進腦部的活絡，集中注意力跟記憶力。
廣藿香		濃厚的土質味道，緩和莫名的緊張情緒。當人變得不切實際，喜歡做白日夢時，廣藿香可以提醒人脫離現實狀態的覺醒，轉為腳踏實地，有著落實扎根的態度。

邁上 Bach 花精
簡單、純粹、自然的療癒之旅

在大家的眼裡，花是美麗的，是植物最吸引人的一部份。一想到花，我們可能聯想起浪漫的人生經歷或表達愛情、親情相關的生命故事。當看到一大片花海的時候，無論是櫻花（Cherry）、薰衣草（Lavendor）、油菜籽（Canola）花田，大家總是驚嘆不已，身心總能因為共振而感到開闊或愉悅起來。

認識 Bach 花精

極少有人想起，「開花」其實是植物在生命的巔峰狀態、為了傳宗接代（結出果實）而必須透過展示自己富有吸引力（能奉獻給協助授粉的昆蟲最美好的花蜜、花粉）的生殖器官、吸引昆蟲傳遞花粉，讓公花和母花得以陰陽結合、創造繼起之美好的生命階段。換句話說，「花兒綻放」也是植物在其生命巔峰狀態極致美好的展現、是大自然界植物呈現出其「致臻至善」特質的一刻。

從花苞到盛開，花期植物的美好讓人們沉醉。透過視覺感受不同顏色、大小的各種花兒們透過它們婀娜多姿的形狀、觸感、形態和香氣呈現出不同的吸引力、也開啟人們多元的的想像力。這些人們「能夠感知得到」的特質，都是關於植物「物質身體」層面的描述，亦多可以在「植物精油」中被發現，它們都是屬於「物質層面」的植物身體（根、莖、葉、果等）萃取出的物質呈現。

因為可以被五官的功能輕易地感知、察覺，所以人們對芳草精油並不陌生，芳香療法也因此成為大多數人都比較熟悉的植物療法。

然而，除了芳草精油以外，同樣來自於大自然界芳草植物但只是提取了植物在生命巔峰狀態下展現出來的療癒信息，則形成了另外一種簡單、易用的自我療癒系統——花精。因為完全不包括任何物質層面的植物體，花精療法能帶來不同層次的療癒作用——只要選擇和自己最相應的個性花精或最近一陣子感受最強烈的情緒花精來製作手工皂、花精糖、個人花精配方（Personalized Treatment Bottles），那麼我們就有可能可以把手洗衣物、洗手和洗澡、吃糖、喝飲料、甚至在生活中的每個當下，都轉變成一段非常特別的、私密的自我療癒時光！

藉著本篇的內容，讓我們一起來認識花精是什麼？「它」跟精油有和不同？製作蘊含花精的手工皂或生活食品時，哪些花精是最適合你最近使用的療癒選項？

花精是什麼？

花精的英文原文是Flower Essence，拆開來分解，Flower就是花，Essence是本質、精華、最精萃、最核心的本性（特質）。也有人把花精描述為Flower Remedy，因為花精對負面情緒的療癒常提供了穩定的支持、對極度失衡的情緒狀態能產生深刻的助益，所以也被許多人翻譯為「花藥」；其實，花精沒有任何化學的藥性，其療癒的功能就像音波、光波一樣，只透過信息波傳遞出其完整的療癒能量。

花精療法的緣起

花精療法是由出生於1886年的、英國著名內外科醫學、細菌學、順勢療法醫學權威──愛德華巴曲（Edward Bach，他的醫學同僚們呼喚他姓氏的發音是BATCH，加上花精療法和世界上不同古文明文化提倡的震動療法有同樣的物理信息波作用方式，所以我們選用樂曲的「曲」字來協助讀者加深對Bach花精的印象）醫生研究發明出來的一種自然療法體系。

Bach花精的應用方式很簡單、可以口服、外用、也可以透過噴灑在空氣中藉由呼吸或透過泡澡的方式獲得使用上的利益，純天然而且完全沒有毒性或使用上的禁忌，因此這個簡單、自然、獨立又非常有效的自然療法──Bach花精裡的三十八種花精，也就輕鬆地組成了家家戶戶都能安全放心使用、居家必備、可以按照個性化的需求調配的家庭處方百寶箱。

Bach花精只採用植物的訊息，所以沒有任何物質層面可能產生的毒性或排斥作用，100％安全，對孕婦、嬰孩、動物、老人的使用效果通常是非常明顯的。全套Bach花精裡使用三十六種植物和一種在特別狀態之下擷取的水信息，所以一共有三十八種單方花精和一種由特定的五種花精植物組成的急救花精（又稱「應急救援」或「五花組合」花精）。

花精不是植物精油：認識兩者的差異

跟從植物物質層面的身體萃取出的精油不同，花精是植物在其生命的巔峰狀態被保存下來的訊息；所以除了物理層次的訊息波以外，按照Bach醫生的方式製作

的花精只有其保存劑（通常是40度的白蘭地酒、單純的有機果醋或植物糖漿）還能被檢測出其物質特質。

關於植物精油和花精的差異，我們可以透過圖表2-1來做個清晰的比較：

圖表 2-1

植物精油和花精的比較	植物精油	花精
英文名稱	Essential Oil	Flower Essence, Flower Remedy
性質描述	植物本體的萃取物質（從植物的根莖葉花果中取得）	植物在生命的巔峰狀態被擷取的智慧頻率（植物本性中最核心、最接近其本質帶給世界的愛與療癒信息）
萃取方式	蒸餾法、溶劑法、脂吸法、榨取法等多種方式	只有兩種方式：日曬法、水煎煮法
主要療效	透過嗅吸空氣中的擴香或皮膚吸收，讓香氣和精油的藥理性平衡當下的身心狀態。	透過找出使用者可察覺的已有情緒（已經發生的失衡狀態），找到與之對應的花精，再透過服用、塗抹或浸泡等接觸方式，讓這些花精裡的正向信息完整地進入使用者不同層次（身心靈）的體內，藉此中和、調整之前失衡的負面情緒狀態

如何正確地使用 Bach 花精

使用Bach花精最常見的方式是將對應自己當下失衡情緒狀態的單方或複方（最多七種）花精（每一種2滴），置入礦泉水或其他飲料（冷熱飲不拘）中、小口啜飲，透過飲用花精的方式將能在當下支持自己回歸平衡的訊息帶到自己生命體的訊息場域裡。如果負面的情緒已經持續了一段時間，則可以考慮把合適的花精（每一種單方花精各2滴、急救花精需要4滴）置入一個深色避光30毫升（30 ml）的玻璃處方瓶中，加入一小茶匙40度白蘭地酒（作為保質劑）和20ml左右的的礦泉水，每天四次（分在不同時段）以上、每次4滴內服使用，並且要在二十一日之內將這種非常個人、個性化的情緒處方使用完畢。

完整的Bach花精療癒體系一共涵蓋了由三十六種植物以及和有療癒功能的山泉水訊息共同組成的三十八種單方。那麼，讀者要如何才能選出適合自己使用的花

精呢？

　　如果你對探索與自己相關的花精感興趣，除了跟註冊在英國Bach中心官方網站（http://www.BachCentre.com)上的BFRP（Bach基金會認證的國際花精諮商師）預約個案諮商的方式之外，也可以透過下載官方網站上免費提供的中文版自我療癒（Heal Thyself）電子書，認識Bach醫生的「自我療癒」哲學（這是學習Bach花精的「心法」）或下載另外一本同樣免費的電子書《12個療癒者和其他花精介紹（The Twelve Healer and Other Remedies）》，查閱每一種花精的描述。

　　筆者和其他學習Bach花精的志工們共同耕耘了一個中文、免費的官方微信公益平台，就叫做「Bach花精」，上面有許多關於Bach花精的基本介紹，和許多與大家的生活、情感、職場相關的花精應用文章，歡迎你查閱。你可以透過安裝微信（WeChat）這個在智能手機、平板電腦上都能免費下載、免費使用的軟體搜尋「Bach花精」這個微信公眾號，也可以透過掃描圖2-2的二維碼加入：

圖表 2-2Bach 花精

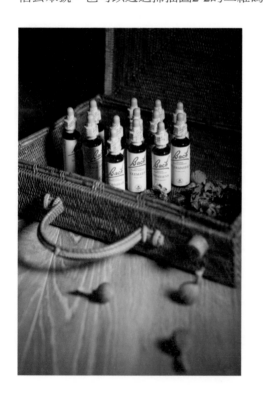

如果你是不學則已、一學就要學到最精準正確的官方知識家，那麼你還可以考慮報名參加全球各地學籍和學習內容由Bach中心認可、全球超過40個國家（包括美加英法德瑞日韓澳洲等嚴謹的國家）承認的Bach花精自然療法學歷、可以取得Bach中心認可（BC／BIEP）證書的Bach花精國際教育訓練課程。

　　當然，如果你追求效率，想要用最快的方式找出自己的花精，也可以嘗試以下這個簡單的自我測驗，讓自己用最輕鬆、簡單的方式，找到跟自己最呼應的花精。

探索適合我的花精

● 首先，先運用以下的空間，描述7個最符合自己個性的詞彙：

_____

_____

_____

_____

_____

● 接著，請寫下幾個最適合描述「最近這段時間的自己」的形容詞：

_____

_____

_____

_____

● 最後，請試想未來二週的自己──請考慮即將要面對的、有可能發生的、需要你參與或會經歷的活動和事件、想像可能會需要打交道的人、事、物，然後寫下你此刻（想到這些事情的時候）的情緒：

_____

_____

_____

● 現在，因為有了以上你認真寫下的素材，你就比較不容易被以下的花精描述引導出「我好像需要所有的花精」這種錯覺。所以，如果你是比較沒有耐心的急性子，直接跳過了以上的描

述就來找答案的讀者，請稍微退一步，運用直覺按照以上我提供的三個提問、把每一題的答案都認真地寫下來，然後再繼續閱讀下文；這樣才可以確保你不錯過這「第一次接觸花精訊息」的大好機會，因為你將會因為這個小小的努力、有機會找到非常適合支持「近期的」你、關於情緒健康和心靈成長的Bach花精。

● Bach醫生秉持非常紮實的醫學研究背景，把三十八種Bach花精歸類到七大情緒分類中。這七大情緒分類是：

一、害怕和恐懼感（Fear）

二、不確定感（Uncertainty）

三、對現實和當下情境不感興趣（Insufficient Interest in Present Circumstances）

四、孤獨感（Loneliness）

五、深度悲傷或失望、絕望（Despondency or Despair）

六、對外來影響和意見過度敏感（Over-Sensitive to Influences and Ideas）

七、想要干預他人或太在乎他人的福祉和狀態（Over-care for Welfare of Others）

　　你可以在以上這七組情緒的分類中找出你感知最強烈的、最近最感到失衡的主要情緒，然後直接使用下表介紹，對自己做個更詳細的情緒辨識。

　　運用下表，尋找該類別裡面更精準、符合你實際情況的描述。對於每一個你所認同的精準描述，給予一個數字0～9的分數；從來沒有過這種感受的描述，直接給「0」即可、「1」代表著「偶爾」會有這種感受、「9」則代表著「總是」或

給分	1. 害怕和恐懼感 Fear	行為表現或性格特徵	花精給予的正向特質
	岩薔薇 Rock Rose	驚恐、嚇呆了、經歷生死一瞬間的恐懼感	面對意外或打擊的勇氣
	溝酸漿 Mimulus	害怕已知、可以言喻描述的人事物	應對害怕的勇氣
	櫻桃李 Cherry Plum	覺得自己到了情緒的臨界點、即將要會有「失控」的「言語、行為」的恐懼感	恢復理智、能平心靜氣
	白楊 Aspen	莫名、無法言喻、沒有特定原因的恐懼感	有勇氣信任未知

紅栗子 Red Chestnut	過度為家人和親友感到擔憂、想到最壞情況	勇敢信任生命最好的安排
2. 不確定感 Uncertainty	**行為表現或性格特徵**	**花精給予的正向特質**
希拉圖 Cerato	不確認自己的內在直覺、總想確認他人的意見	相信自己、發展內在智慧
史開蘭 Scleranthus	左右為難、總在兩個選項來回糾結、無法決定	有決斷力、能取得平衡
龍膽 Gentian	容易在「不順」或遇到挫折時感到沮喪、氣餒	能重拾信心、再度嘗試
金雀花 Gorse	覺得「會是困難重重」而感到絕望、放棄	如沐浴在陽光中重燃希望
鵝耳櫪 Hornbeam	光是想到、還沒有動手開始做事，就已經覺得（連心都）累了；有能力做但不想開始、拖延	能感覺到「我可以明確地去做事」的目標和勇氣
野燕麥 Wild Oat	需要人生方向：覺得生命不夠精彩、沒成就感	能肯定自己的人生目標
3. 對現實和當下情境缺乏興趣 Not Sufficient Interest in Present Circumstances	**行為表現或性格特徵**	**花精給予的正向特質**
鐵線蓮 Clematis	不易專注、愛作白日夢或每晚都有不同夢境、思緒飛躍、想像力豐富的幻想家	讓身心協作地更好、能安住當下、接地氣地過日子
忍冬 Honeysuckle	總是想起過去、非常懷念過去的時光	更能專注地活在當下、感受此刻生命的美好
野玫瑰 Wild Rose	對生命不積極、被動，哪怕是美好事物都不上心、不感興趣	願意嘗試、體驗快樂
橄欖 Olive	極度疲憊、身心都沒有能量繼續支持正常的運作、需要好好地休息和補眠	能透過足夠、深度的休息而恢復精力、重啟活力

白栗子 White Chestnut	在頭腦裡不斷重播、盤旋不絕的循環思緒	恢復平靜、清晰的思維
芥末 Mustard	沒有理由、突如其來的陰霾、憂鬱感受	恢復清晰明朗的心智狀態
白栗芽苞 Chestnut Bud	沒有用心從錯誤中學到教訓、仍重蹈覆轍	能汲取教訓、不二過

4. 孤獨感 Loneliness	行為表現或性格特徵	花精給予的正向特質
鳳仙花 Impatiens	急性子的行動派、對講話做事反應慢的人很不耐煩	恢復平靜穩定、耐心包容
石楠 Heather	喋喋不休地談論著關於自己的事情、感受或煩惱，如果沒有聽眾的時候會覺得自己格外孤獨	成為更好的溝通者：平衡聆聽和訴說，能關心他人
水堇 Water Violet	獨立自主、重視隱私、需要屬於自己的空間、不喜歡鬧哄哄的場合、一個人獨處時會感到比較自在	能更輕鬆地享受和他人共處的時光、願向他人求助

5. 深度悲傷或失望、絕望	行為表現或性格特徵	花精給予的正向特質
落葉松 Larch	因沒自信而想放棄，還沒嘗試就打退堂鼓	能冷靜給自己嘗試的勇氣
松樹 Pine	易自責、常覺得是因為自己的錯而影響了別人	能原諒自己、接納自己的不完美、劃清責任的界線
榆樹 Elm	被突然排山倒海而來的責任而淹沒、感到無措	解除過度緊繃的危機警報、能冷靜恢復信心施展能力，可向外尋求幫助
甜栗子 Sweet Chestnut	雖然一直未找到出路，卻仍堅持要努力到最後	在痛苦中有力量、能夠感到希望、從過程中成長
聖星百合 Star of Bethlehem	經歷過生離死別的重大事件、深刻的心靈創傷	從重創後的心情中平復、放鬆、讓心靈的傷口癒合
柳樹 Willow	老天對自己不公平、他人很幸運而自己很可憐	釋放怨嘆、開始感恩接納

橡樹 Oak	責任感強烈、疲憊時仍按部就班、堅持不懈	能成為他人堅實的後盾同時也不忘照顧好自己身心
野生酸蘋果 Crab Apple	有潔癖（精神、物質）、高標準要求外表的美好、對顏色和事物外觀上的瑕疵很敏感、覺得自己有許多不完美、不接納並嫌棄真實的自己	能清潔、淨化身心狀態、接受自己的不完美、不執著於細節並看到大局
6. 對外來影響和意見過度敏感Over-sensitive to Influences and Ideas	行為表現或性格特徵	花精給予的正向特質
龍牙草 Agrimony	用開朗的笑容掩飾內心悲苦、逃避自己的問題、獨處時可能煩惱到不易入眠、有用喝酒、抽菸、暴飲暴食或購物的方式麻痺自己的傾向	能誠實面對自己的真實感受、能說出困難積極面對、尋求外援，而非暗自神傷
矢車菊 Centaury	過度體貼服務或討好別人、不懂得如何拒絕他們或捍衛自己的立場、不善於堅持自己的意見	有自己的界線、能表達自己內心想要堅持的立場
核桃 Walnut	最近需要適應改變（搬家、換工作、結束戀情或生命階段）或易受外界影響而干擾自己初衷	能接納並放手不能改變的、積極投入新生活篇章
冬青 Holly	羨慕、嫉妒、憎恨類型的那種因為感受到外界干擾，而想要向外報復的憤怒	能理解他人、原諒那些干擾自己情緒的來源
7. 想要干預他人或太在乎他人的福祉或狀態 Over-care for Welfare of Others	行為表現或性格特徵	花精給予的正向特質
菊苣 Chicory	愛黏人、期待他人以自己想要的方式回應愛	能更輕鬆去愛而不求回報
馬鞭草 Vervain	熱心公益和公平正義、有說服力和感染力	能寬容平衡接納不同觀點

葡萄藤 Vine	專制領導、強迫他人接受自己的方式和觀點	能考慮他人立場、減少強制性的要求或支配行為
山毛櫸 Beech	重視細節、吹毛求疵、會直言要求他人改善	能接納不完美、多看到他人的優點、肯定他人付出
岩泉水 Rock Water	高標準嚴格自律、堅持崇高的理想、不放鬆享受生活的喜悅快樂、不善於靈活變通	能放鬆享受完成理想的過程、不過度堅持、能變通

最後，請把你打過最高分數的個別花精（最多選出七種）挑選出來、抄寫在以下的空間即可（萬一有超過7種最高分的選項，請優先選擇情緒類別最符合你原先選項的個別花精）：

1.

2.

3.

4.

5.

6.

7.

把 Bach 花精帶進生活中
開啟更多幸福感受

　　把花精帶到生活中是一件很容易的事情，只要我們願意靜下來按照前一章的引導探索自己，我們就可以成為讓自己生命自由的船長。

運用 Bach 花精展開自癒力

　　把花精的美好帶入生活中是一件非常容易的事情，因為只要按照Bach中心（遵從Bach醫生當年）指導的方式，簡單的三十八種花精可以組成超過兩億種非常個人的配方。同時，由於Bach醫生從一開始就決定選擇最自然、美好的花的信息，所以花精是安全無毒而且人人都可以使用的。Bach醫生希望使用花精的人不要盲目地用占卜或抽取花卡的方式選用花精、也不要用投射自己的理想狀態的心境來選擇（我想要這樣的自己），而是誠實地面對真實自己的內在感受（我當下的情緒和感覺是什麼？）、以「平衡」的思維原則、帶著全然的覺知來選擇自己真正需要的花精。

　　以醫生的角度來說，Bach醫生提醒我們只要掌握「療癒人、而不是療癒疾病的表徵」這樣的原則、就可以成為自己最好的醫生。換句話說，我們也可以跳脫醫療的思維，從更宏觀的角度理解Bach醫生的療癒心法：我們真正要學習的，是不被失衡情緒的原因困住自己、或是把責任推給讓我們不開心的人事物和環境（這些等於是疾病的表徵），而是要回過頭來藉著這個機會審視自己的個性和習慣。所以，任何的逆境，都是我們自我療癒、心靈突破成長的大好機會。

　　此外，Bach醫生提倡自我療癒，是因為他不遺餘力地提醒大家「人們都是因為自己而受苦的」──這句話不只適用於健康狀態和疾病的起因，也適用於任何讓我們產生挫折感、沮喪感來源──我們對人事物的執著！Bach醫生最精典的Heal Thyself自我療癒一書已經被翻譯成十多種語言，而且中文版繁、簡體的全譯本都可以在Bach中心的官方網站上免費下載（www.BachCentre.com/download），有興趣的朋友可以把這書當成本章內容的延伸學習讀物！

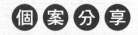

個案分享

個案一 花精協助走出生命低谷、打開原創力和自癒力

　　41歲的蔡小姐曾是一位興趣廣泛、育有一男一女的母親；八年前，在老大被診斷出有輕微的學習障礙之後，焦慮的情緒就如影隨形，各種對孩子未來的害怕和擔憂從來沒有停過。她辭去了對她而言沒有很大發展前景的工作之後，更是完全沉浸在各種讀書會和帶著孩子就醫、參加各種特別輔導班的嘗試中。在一次偶然的機會，她被朋友找去學習做和植物相關手工的居家藝術，從壓花相框、植物十字繡靠枕、運用植物芳草和營養果仁的簡單烘焙和植物系列手工皂的製作中，她開始發現自己越來越能專注於當下、開始感受到自己能安定下來、不繁複思索問題與煩惱的時間越來越長；在我們第一次的Bach花精個案諮商之後，她開始服用松樹、山毛櫸、枸酸醬、鐵線蓮、白栗子、甜栗子；二週之後就明顯地感覺到自己整個人比以前輕鬆了許多，可以更寬容地接納自己無法改變的事情、告別過去擔憂孩子的方式、開始相信未來大多數的問題都能得到解決；在微調過配方後，她發現自己應該重新調整、做好自己的時間管理；並且，她更能意識到哪些是自己想要堅持和孩子一起、透過孩子的「特殊學習情況」去嘗試和體驗的；而哪些其實是逃避現實、是自己不必要的擔心和盲目，為了「讓自己對自己有交代」而做的，所謂的「努力」。

個案二 Bach花精是療癒情緒的好幫手，讓「最好版本的自己」重新掌舵

　　31歲的陳小姐是一位有著豐富資歷的廣告媒體工作者。天馬行空的她精力旺盛，工作效率和能力讓人稱羨；無論再挑剔的客戶，她總是能以許多讓人意想不到的創意和過人的執行力贏得客戶的信任。在一手培養她、提拔她的直屬主管因為移民而離職後，她一度因為部門人員流動、必須承擔額外工作壓力而影響到自己的睡眠狀況和日常情緒；這個惡性循環讓原本就性子急、衝勁十足的她在工作中多次發飆、情緒失控；當交往了二年的感情也在一次激烈爭吵後結束的時候，陳小姐發現自己的情緒很容易處於接近崩潰的邊緣，這些在短時間內突然經歷各種變化和情緒挑戰，讓她不得不在剛上任的新主管建議下休息了二週的時間。度假時，她在朋友的帶領下接觸了運用芳草精油製作手工皂的短期工作坊，並立即愛上這個「能產生美好、成果實用、受到大家歡迎」的新嗜好。無奈的是，回到工作崗位上的她，很快地又陷入原先的負面情緒中。在我們第一次Bach花精諮商完成、她開始服用她的花精配方（鳳仙花、馬鞭草、聖星百合、櫻桃李、白栗子、核桃）後的第四天，她就非常開心地告訴我，她已經可以睡得比以前好多了、也發現自己好像比以前對人更有耐心。再過二週，她非常得意地告訴我，她身邊的同事和老闆說她她前陣子"休長假"產生的正向效應終於出現了，但是只有她知道是Bach花精協助她回歸平衡、能開始「做最好版本的自己」。更棒的是，她也在公司附近找到了一個能繼續學習做手工皂的好地方，決定開始堅持讓自己能透過專心的手作過程，讓喋喋不休的大腦有個休息的機會，愛護自己、保持自己內在的平靜和安定，讓靈感和創意繼續滋養自己的人生。

個案三 透過Bach花精調節自我身心狀態，走出「經前症候群」的魔咒

38歲的斯維雅小姐是一位非常有名的資深服裝設計師，她為德國、法國幾家大型的百貨公司工作、負責策劃一年三次的流行總覽。需要頻繁出差、也熱愛旅行的她足跡踏遍歐洲、非洲和東南亞，有著過人的見識和對色彩、環境、人們穿著喜好的敏感度。她工作的時候嚴肅、認真，追求完美的個性讓她絕不輕易放過任何可能可以讓她負責的collection更完善、更符合消費者需要的機會，是標準的「拼命三娘」，但她平實的作風和溫婉的溝通態度讓同事們很難拒絕她的堅持，所以無論她再怎麼要求完美，她的工作團隊和合作夥伴們總是願意和她一起並肩作戰，一次一次地共同努力、取得行業間令人稱羨的好業績和客戶口碑。雖然斯維雅並不積極說服別人怎麼做事最好，但她的高標準總是能讓和她一起工作過的人有非常豐富的學習和成長契機。

斯維雅來找我做花精諮商的時候特別強調她從來不相信心理醫生能為她做些什麼，因為她從小到大也面臨過許多問題和困難，她總能自己疏解，不鑽牛角尖；因此，她也不認為一般的諮商能幫助到她。她是透過一位從小就認識、也在歐洲工作多年、事業和做人都非常成功的好友介紹，才願意來跟我聊聊的。就像說著別人的故事一樣，斯維雅不帶太多情緒表情、誠懇、直接地提到她從12歲以來就揮之不去的夢魘－－她非常討厭自己是個女生。原來斯維雅從小到大飽受月經來潮各種PMS（經前症候群）的折磨－－每個月的排卵期和月經來潮前三～五天（一直維持到月經開始之後的二～三天），斯維雅都覺得自己無法擺脫這個讓她沮喪不已的週期性荷爾蒙變化。她覺得自己的大好人生簡直就像被宣判了死刑，有三分之一個月的生命都處於非常不快樂的情緒當中。

斯維雅提到，伴隨著排卵期的身心改變（胸部脹痛、無論怎麼打扮都感覺自己是全身浮腫的根本不想出門、穿什麼都不對勁、對自己和他人的適應性與忍耐度降低、對工作中不理想的狀態吹毛求疵、有想要對人破口大罵的衝動），她會在這兩段期間特別感覺到莫名其妙的悲傷、也容易產生非常悲觀的態度、或衝動地想要辭職或做出其他激烈的改變（她已經有多次在生理期分手的經歷了）。她總要在這種特別身體不適的時候「狠狠地」壓抑自己的情緒、為了讓自己放鬆些而必須常常回到獨處的狀態，她深怕自己一不小心、就可能會破壞了她在業界經營多年的良好形象。

同時，斯維雅也對自己在月經來潮前一天開始（持續二～三天）的特別強烈的性慾感到無奈和憤怒；因為從科學上（生理衛生常識所知的經期性行為可能帶來的不衛生和感染）到從心態上（憤怒自己無法抑制的性衝動和動不動就要爆發的失衡情緒）都讓她對自己感到很失望、也對她交往的對象無法理解她的身心需要而覺得特別失望和痛苦。她感覺自己無法適應這些令她痛苦的週期變化、更悲觀地認為自己此生可能無法成為一位好妻子和好母親。

我建議斯維雅從她最明顯感知到的情緒開始處理，藉由對自己高標準要求的岩泉水、對外觀色彩嚴苛敏感的野生酸蘋果、傾向於水堇特質的性格、經常害怕自己將要情緒失控的櫻桃李、和適應身心變化的核桃。我也建議她在下次月經來潮、感覺特別沮喪或失衡的時候使用急救花精和芥末。斯維雅認真地使用兩個多月的花精（三次諮商，每一次個人花精配方都是在二十一天之內用畢的）後，現在已經對自己經前和經期的變化有了更多、更深入的自我覺察，同時也能運用花精幫助自己跨越這些身心變化帶來的情緒挑戰，讓自己能更好地享受屬於女性角色的敏感、才華和資源！

應用花精做手工皂

Bach花精是情緒的好幫手，也是同源於植物芳草精油的好搭檔；所以，在製作手工皂的時候如果遇到自己有以下描述的情緒，除了可以為自己配置合適的花精、在製作過程中飲用，也可以選擇合適的Bach花精加入製作給自己要經常使用的手工皂中（建議每一種花精10滴）。

請參考下表《常見的情緒》描述，就你能夠捕捉到的自己的情緒、迅速按照這些情緒在下表中查詢，對照找出可能非常適合放入手工皂中運用的花精：

煩躁、沒有耐心：

1. 想要快一點，常常覺得不耐煩，尤其需要等待製作時間、有繁複流程的時候，常常覺得自己想要找任何可以節約時間、提升效率的方法 ➡ 鳳仙花花精

2. 教了孩子或朋友怎麼製作，說了半天好像還聽不明白，不如我做給她或幫他完成 ➡ 鳳仙花花精

3. 做到一半或剛開始做就覺得自己花太多時間了，想到完成手工皂的製作還需要許多步驟和時間、準備叫家人或朋友（接手負責）幫著做 ➡ 鳳仙花花精

不能接受不完美：

1. 一發現成品可能會有顏色、外觀方面不完美的地方，就寧為玉碎不為瓦全地想要重新製作 ➡ 野生酸蘋果花精

2. 嚴格要求親友要按照自己給的原料清單、配方、且按照自己交代的流程製作、會積極出言糾正不同的意見、對他人採取的替代方案嗤之以鼻 ➡ 山毛櫸、葡萄藤花精

3. 直言不諱、吹毛求疵地挑剔其他人手工皂的原料、流程或成品 ➡ 山毛櫸花精

4. 堅持使用最美好的原料、優美的製作環境、按照最高的品質標準製作（對成品的外觀形狀、細節、顏色有高標準的要求） ➡ 岩泉水、山毛櫸、野生酸蘋果花精

5. 嚴格要求自己按照高標準的原料、配方、堅持以最完美的方法和流程製作，哪怕這樣做特別辛苦，也會堅持一板一眼地照做、完全沒有絲毫變通妥協的空間 ➡ 岩泉水花精

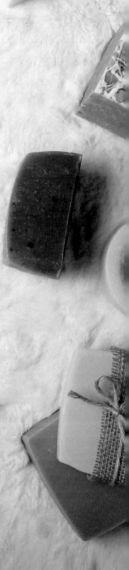

擔心、沒有信心：

1. 想到要做某些手工皂有那麼多要注意的地方就覺得太困難、自己做不到，準備請家人或朋友幫忙做 ➡ 落葉松花精
2. 覺得需要多聽聽別人的意見，過程中多次打電話或向身邊的人確認（每一個細節）自己的理解是否正確 ➡ 希拉圖花精
3. 做一半的時候發現自己忽略了製作環節或做錯了一個部分、就覺得這次製作的這批手工皂可能都會失敗 ➡ 龍膽花精
4. 製作手工皂的過程中遇到挫折，就很快覺得自己不適合做手工皂 ➡ 金雀花花精
5. 準備材料或剛開始製作的時候就覺得好像哪兒會出錯，內心忐忑不安，好像有什麼不對勁的事情會發生似的 ➡ 白楊花精
6. 製作手工皂的過程中，一直擔心各種可能會出錯的情況 ➡ 枸酸醬花精

沒有真正享受製作手工皂的過程：

1. 一邊在做、一邊在想著剛剛在電話中的對話或之前剛發生的事情，這些腦海中的影片似乎處於循環播放狀態，思緒盤旋不去 ➡ 白栗子花精
2. 一邊做，一邊需要有人在電話上或身邊陪著聊天——最近自己發生了好多事情，真是不吐不快，想找個人來陪自己做手工皂，這樣她（他們）就會有時間在我身邊聽我好好講述這些事情的來龍去脈了 ➡ 石楠、菊苣花精
3. 老是重蹈覆轍、在同一個步驟或製作方面上重複犯錯 ➡ 栗子芽苞花精
4. 思維總是跳躍，一下子就飄到好遠的地方，不容易專心、常常忘記時間 ➡ 鐵線蓮
5. 答應要做手工皂給別人，雖然最近特別忙，已經累得半死，還是不好意思不做 ➡ 矢車菊、橄欖、榆樹、橡樹花精
6. 明明很享受做手工皂的過程，做出來的手工皂也是人人稱羨的，但總是在一開始的時候提不起勁來做，哪怕答應了別人還是拖拖拉拉，或總有理由延後展開 ➡ 鵝耳櫪花精

不按牌理出牌的藝術家：

1. 突發奇想，忽略書中教導的配方和製作流程的引導，總是自己發明一些新的配方或作法（有時成功、有時成果不盡理想也不在意） ➡ **鐵線蓮花精**
2. 充滿創意和實驗的精神，沈溺在創作的喜悅中、天馬行空地創造自己想要呈現的各種夢幻手工皂 ➡ **鐵線蓮花精**
3. 廢寢忘食、失敗了多次仍堅持用自己的方式作自己認為有可能會成功的作品 ➡ **鐵線蓮、栗子芽苞、甜栗子花精**

為親友和寵物的生活添加無限幸福

　　如果家人、寵物有以下描述的狀況，你可以考慮把以下的Bach花精加入到你要送給家人或給寵物經常使用的手工皂中，或許在使用的過程中，除了清潔，你的作品還能為他們送去滿心精準美好的祝福、用這種貼心美好的身心靈禮物為他們帶來意想不到的幸福體驗！

加入野生酸蘋果，給：

● 有潔癖、想要加強清潔效果的心靈狀態
● 給青春期因為內分泌而臉上長痘痘、感覺自己不美麗的孩子
● 有強迫症、因為對外貌美觀的完美主義情結而常常因小失大、顧此失彼的家人
● 有皮膚病（尤其是因為心情的變化、壓力、緊張等而產生的皮膚反應）的家人或寵物

加入核桃，給：

● 有自己的主見，想要堅持內心聲音活出自己想要的生命、不受外界評價影響的家人（也可以同時考慮加入矢車菊）
● 正在經歷生命不同週期變化（長牙、青春期、更年期）的家人和寵物
● 感覺自己需要破繭而出、需要做出改變、和過去的自己告別者（也可以同時考慮加入忍冬）
● 不適應變化（搬家、寵物更換主人、更換工作或結束一段生命階段並需要過渡到下一個階段）的家人和寵物

加入枸酸醬，給：

● 總是有很多擔心、害怕一大堆叫得出名號的事物（怕蚊蟲、怕曬黑、怕沒錢、怕沒朋友、擔心自己工作不穩定、怕自己的學業成績不理想或考試不順利）的家人
● 特別靦腆、內向、說話聲音小、一站起來講話或上台發言就會臉紅、害羞的家人或寵物

加入聖星百合，給：

● 最近遭遇嚴重的災難和創傷，需要心靈療癒的親友
● 剛剛失戀的家人
● 剛經歷流產的親友
● 家中正在經歷生離死別情況的家人、寵物
● 剛剛走失撿回的寵物
● 剛從流浪動物中心或動物母親那兒帶回的寵物（可以考慮同時加入核桃）

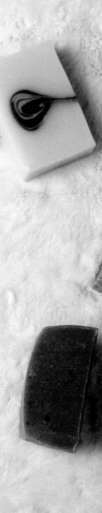

　　當然，每一種花精都有機會為讀者和使用者帶來許多意想不到的美好收穫。所以，我們建議打算把精心挑選的花精置入、製成手工皂送給親友的讀者們，參考上述Bach花精情緒分類表格、選用在「花精給予的正向特質」欄位中的關鍵文字，把對應該項花精的正向效應寫成送給親友的祝福卡內文。同時，我們也期待能收到讀者們在親自嘗試過製作Bach花精手工皂後的來信或拍照分享，我們會從中挑選格外精彩溫馨的心得與發現，透過講座跟更多的人分享、展示大家的成果和發現，也會為有緣的分享者們奉上特別為您準備的花精禮物喔。

Part 2

第 3 章

芳香精油小辭典

花梨木

Aniba rosaeodora

萃取部位：木質部

萃取方法：水蒸氣蒸餾法

科屬：樟木科阿尼巴木屬

主產地：巴西

主要作用：

1.生理：含有多種可以提高免疫力、發揮抗菌作用的成分，對減緩感染症狀和抗發炎都很有幫助，也可以跟檸檬、茶樹、尤加利等精油一起使用，小朋友感冒也很適合使用。有安定中樞神經的力量，可改善肩頸痠痛、頭痛、神經極度疲勞，也可以幫助分娩。

2.皮膚：對於敏感肌膚、中性肌膚、老化肌膚、油性肌膚等所有膚質都很適合，能改善皮膚彈性、乾燥皮膚或皺紋、雀斑、乾癬、面皰等困擾，也能活化肌膚細胞，回復肌膚青春。如果搭配薰衣草、玫瑰、洋甘菊一起使用，可以改善溼疹或異位性皮膚炎、水泡、肌膚紅腫。具備抗真菌作用，因此對於改善皮膚真菌、香港腳、指甲白癬等也有很好的作用。跟洋甘菊精油一起可以改善受損髮質。與紅柑、橙花一起可以改善妊娠紋。

───── 注意事項 ─────

無禁忌

羅馬洋甘菊

Anthemis nobilis

萃取部位：花（半乾燥的花）

萃取方法：水蒸氣蒸餾法

科屬：菊科春黃菊屬

主產地：法國、義大利、匈牙利

主要作用：

1.生理：過敏性鼻炎、花粉症、肩頸痠痛、神經痛、生理痛、催經、更年期症狀都有緩和作用。對於頭痛、嘔吐、胃食道逆流、脹氣及消化不良也有很好的效果。

2.皮膚：若有蕁麻疹、異位性皮膚炎、溼疹、黑斑、黑眼圈等情況，可以跟岩玫瑰一起使用，做為眼霜來保養眼周脆弱的皮膚亦處理雀斑、面皰等皮膚問題。

───── 注意事項 ─────

孕婦禁用。若有服用鎮靜劑、安眠藥或是精神藥物的患者，因羅馬洋甘菊影響鎮靜中樞神經的效力過大，不建議使用此精油。

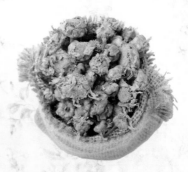

乳香

Boswellia carterii

萃取部位：樹脂

萃取方法：水蒸氣蒸餾法，溶劑萃取

科屬：橄欖科乳香屬

主產地：衣索比亞、阿曼、葉門、索馬利亞、印度

主要作用：

1.生理：提升免疫力，鎮定肺部、鼻部、喉嚨的黏膜炎症，鎮咳，改善支氣管炎、氣喘，對於身體緊張、極度緊繃、虛弱的人有很大幫助。

2.皮膚：促進傷口癒合，滋潤及軟化乾燥老化肌膚，活化皮膚細胞，修補肌膚再生，與玫瑰果油及胡蘿蔔籽精油搭配使用能達到回春的效果。

注意事項

皮膚敏感者需注意用量，懷孕初期禁用。

依蘭

Cananga odortat

萃取部位：花

萃取方法：水蒸氣蒸餾法

科屬：番荔枝科香水樹屬

主產地：馬達加斯加、印尼、留尼旺島

主要作用：

1.生理：塗抹在腹部會有溫熱效果，可以減緩生理痛症狀，並補充元氣，改善荷爾蒙失衡，調節生殖系統，對於女性更年期的身心護理有顯著效果。減輕肌肉疼痛、痙攣、發炎。

2.皮膚：具有調節皮脂分泌的作用，可以調理乾性跟油性肌膚、容易出油的皮膚或是頭皮、或是燙染受損的頭髮。用於護髮跟防止皮膚老化，有很好的改善。

注意事項

濃度使用太高時會造成頭痛，開車或需要注意力時避免使用。

檜木

Chamaecyparis obtusa

萃取部位：木質部

萃取方法：水蒸氣蒸餾法

科屬：柏科扁柏屬

主產地：法國

主要作用：

1.生理：調理肺部呼吸器官，預防過敏性鼻炎、支氣管、氣喘等。改善靜脈淤積與體液滯留，對於改善身體虛冷、水腫、下肢無力等症有很好的療效。

2.皮膚：具有生髮、抗菌、和活化皮膚細胞的作用。添加少量在洗髮精裡，可以預防掉髮跟調理頭皮屑，收斂偏油肌膚。驅逐塵蟎，也可以消除寵物跟廁所的異味。

──────── 注意事項 ────────

避免高濃度使用，敏感膚質者需低劑量。

岩玫瑰

Cistus ladaniferus

萃取部位：葉，樹脂

萃取方法：水蒸氣蒸餾法

科屬：半日花科岩薔薇屬

主產地：葡萄牙、西班牙

主要作用：

1.生理：岩玫瑰與羅馬洋甘菊是孩童抗病毒感染最佳的精油組合，無論是水痘、猩紅熱、百日咳、輪狀病毒、腸病毒等各種病毒性感染及自體免疫系統疾病都有絕佳防治效果，非常適合對抗頑強的病毒感染。對於自體免疫系統失調如風溼、多發性硬化症、紅斑性狼瘡等疾病，能夠抑制症狀並且防治持續惡化，但需要長時間調節中樞神經系統，使之達到平衡狀態，即可改善。

2.皮膚：內外傷止血效果非常好，促進傷口癒合。緊緻皮膚，消除眼周細紋，促進皮膚各種黏膜的再生與回春，因此岩玫瑰與乳香是埃及艷后最愛用的兩大用品。

──────── 注意事項 ────────

無禁忌。

橙花

Citrus aurantium

萃取部位：花

萃取方法：水蒸氣蒸餾法

科屬：芸香科柑橘屬

主產地：摩洛哥、突尼西亞、埃及

主要作用：

1.生理：可以改善壓力造成的胃痛、腸絞痛、便秘、腹瀉、神經性腹瀉。對於女性生理期造成的不舒服症狀，有很好療癒作用。舒緩青少年青春期或是孕期造成的不適，也能減緩分娩時的不安。自律神經失調，因為過度緊張而造成流汗不停，或想吐、口渴時都能及時達到療癒效果。

2.皮膚：促進皮膚的新陳代謝，溫和的收斂作用，可用於中性肌膚、老化肌膚、油性肌膚等調理，對於改善雀斑、黑斑、色素沉澱、預防皮膚暗沉、妊娠紋都有很好的療癒效果。

注意事項

開車或想要精神集中時不可使用。

苦橙葉

Citrus aurantium

萃取部位：葉

萃取方法：水蒸氣蒸餾法

科屬：芸香科柑橘屬

主產地：西班牙、義大利、突尼西亞、巴拉圭

主要作用：

1.生理：可以鎮靜痙攣性的咳嗽，調整自律神經，強化免疫系統後可以預防過敏性咳嗽跟氣喘，對於壓力引起的腸胃道不適很有幫助，痙攣性胃痛、腸絞痛的腹瀉、心悸、心律不整等也有所幫助。還能抑制打嗝，緩解經痛。苦橙葉也能軟化會陰部，適合在分娩前使用，幫助放鬆順利生產。

2.皮膚：清潔皮脂分泌過剩的肌膚跟頭皮，適合做頭皮調理水或放入洗髮精中，以減少油性頭皮屑的出現，若跟玫瑰、橙花、胡蘿蔔籽等精油一起使用，可以預防老人斑，促進皮膚細胞再生，加速傷口復原，不易留下疤痕。

注意事項

開車及想要集中精神時禁用。

佛手柑

Citrus bergamia

萃取部位：果皮

萃取方法：壓榨法

科屬：芸香科柑橘屬

主產地：義大利、突尼西亞、非洲

主要作用：

1.生理：強化消化系統，尤其因為心理狀態引起的神經性腸胃問題，譬如暴飲暴食，或是完全失去食慾時，使用佛手柑可以抗痙攣，調整食慾，促進腸胃蠕動，幫助排便等。

2.皮膚：具有除臭效果，與薄荷、醒目薰衣草、迷迭香等可以搭配製作制汗劑。對於抗菌跟抗病毒也很有效果，尤其對於黃色葡萄球桿菌，因而對於病毒性感染、帶狀皰疹等皆有很好的改善作用。

注意事項

服用精神科藥物、鎮定劑，或抗癲癇藥物、高血壓藥物者，需調低劑量。

檸檬

Citrus limon

萃取部位：果皮

萃取方法：壓榨法

科屬：芸香科柑橘屬

主產地：義大利、美國、西班牙、阿根廷

主要作用：

1.生理：改善便秘、消化不良、胃食道逆流、暈車、宿醉、食慾不振、肝功能失調、風溼、痔瘡、高血壓、感冒、流感、提升免疫力、幫助排氣、促進消化、促進血液循環、排毒排水。

2.皮膚：改善成人痘、抑制油性肌膚、制汗、黑斑、保護指甲、軟化乾皮、強化髮根。

注意事項

極具光敏性，忌白天使用，容易吸收紫外線造成黑色素沉澱。

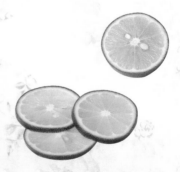

萊姆

Citrus limetta

萃取部位：果皮

萃取方法：壓榨法

科屬：芸香科柑橘屬

主產地：墨西哥、加勒比海

主要作用：
1.生理：抗腸胃痙攣、感冒、退燒，抗流感病毒、提振免疫系統。

2.皮膚：美白、柔膚

―――――― 注意事項 ――――――

具光敏性，避免日曬。

橘子

Citrus reticulate

萃取部位：果皮

萃取方法：壓榨法

科屬：芸香科柑橘屬

主產地：義大利、美國、西班牙

主要作用：
1.生理：便秘，腹瀉，脹氣，暈車，腸絞痛，食慾不振，生理痛，胃痛，預防氣喘，高血壓，消化不良。

2.皮膚：防止皮膚老化，制汗，除臭，抑制面皰，護髮，預防妊娠紋。

―――――― 注意事項 ――――――

具光敏性，勿在陽光下使用。

葡萄柚

Citrus paradisi

萃取部位：果皮

萃取方法：壓榨法

科屬：芸香科柑橘屬

主產地：美國、以色列、阿根廷、巴西

主要作用：
1.生理：排水腫，促進血液及淋巴液的循環，排出多餘的水分跟體液。改善橘皮組織，防止脂肪堆積。檸檬烯具有強化肝臟作用，預防肝硬化。減緩頭痛，幫助消化。

2.皮膚：制汗效果絕佳，能有效預防體臭，徹底清潔油性膚質，緩解面皰、成人痘，美白去斑，頭髮護理。

―――――― 注意事項 ――――――

具光敏性，避免日曬。

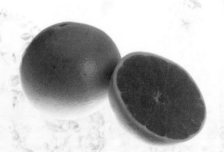

甜橙

Citrus sinensis

萃取部位：果皮

萃取方法：壓榨法

科屬：芸香科柑橘屬

主產地：義大利、巴西、美國

主要作用：

1.生理：可以應付各種腸胃問題，抑制平滑肌痙攣，促進蠕動，活絡胃液的消化分泌，改善胃痛、腹脹、大腸激躁症、腹瀉。

2.皮膚：刺激毛囊，促進毛髮生長，改善頭皮屑困擾，調整皮脂分泌，預防皮膚老舊廢物的堆積，從而改善橘皮組織的生成。

―――― 注意事項 ――――

具光敏性，避免日曬。

絲柏

Cupressus sempervirens

萃取部位：葉子或漿果

萃取方法：水蒸氣蒸餾法

科屬：柏科柏屬

主產地：法國、義大利、西班牙

主要作用：

1.生理：改善更年期熱潮紅等不適症狀，調理月經過多，改善水腫。鎮咳、支氣管炎、氣喘、鎮痛、抗發炎、改善膀胱炎、水腫、關節炎等。與檸檬、天竺葵一起搭配可以預防靜脈瘤跟痔瘡。

2.皮膚：制汗，可以用來泡腳，改善多汗跟體味問題，收斂皮膚，亦可以抑制頭皮出油。

―――― 注意事項 ――――

皮膚敏感者需注意用量，孕婦禁用。

檸檬香茅

Cymbopogon citratus

萃取部位：葉

萃取方法：水蒸氣蒸餾法

科屬：禾本科香茅屬

主產地：越南、印尼、馬達加斯加、斯里蘭卡

主要作用：

1.生理：具有促進血液循環，緩和運動過後的肌肉，預防乳酸堆積，可以提高肌肉跟肌腱的機能，對於改善落枕、扭傷、肌肉疼痛、肩頸痠痛都有幫助，適合體脂肪過高或橘皮組織的人，能夠強化身體機能，也可以發揮抗菌跟除臭的效果。

2.皮膚：適用於過度流汗的時候，預防體臭，檸檬香茅的制汗效果極好。能有殺菌消毒的效果，對於消除白癬菌效果尤佳。跟茶樹精油一起可改善香港腳。

注意事項

作用力很強，只需要少量即可。皮膚敏感者需低劑量，會使眼壓升高，因此青光眼患者需減低劑量。孕婦禁用。

玫瑰草

Citrus reticulate

萃取部位：葉

萃取方法：水蒸氣蒸餾法

科屬：禾本科香茅屬

主產地：法國

主要作用：

1.生理：有刺激、活絡免疫系統的作用，尤其適合病後身體虛弱時，具有補身補氣的作用，可以恢復體力以及長期累積在身體的疲勞。因為也具備抗發炎跟鎮痛作用，感冒發燒可以用來退燒，對於改善陰道炎、膀胱炎、尿道炎等症狀都很有效果，或是處理支氣管等呼吸道上的問題也很有幫助，可以促進子宮收縮，適用於產前準備或分娩時。

2.皮膚：常用於保養肌膚，玫瑰草具有活化肌膚，可以恢復皮膚的彈性跟光澤，是少數可以增加皮膚滋潤度的精油，達到肌膚回春的效果。也具備收斂、抗真菌，適用好發膿包、溼疹、真菌症的皮膚問題，乾燥及過敏肌膚也可以使用。對於老化及容易發癢肌膚尤佳。對於滲出體液的傷口、溼疹、香港腳、指甲的白癬、面皰都有極佳的收斂效果。還有頭髮及頭皮屑的護理也很有效。

注意事項

懷孕期間避免使用。

藍膠尤加利

Eucalyptus globulus

萃取部位：葉（乾燥的葉）

萃取方法：水蒸氣蒸餾法

科屬：姚金孃科桉屬

主產地：澳洲、南美、中國、馬達加斯加

主要作用：

1.生理：具有祛痰、去除淤血跟滯留黏液的作用，也能提高呼吸機能，對於支氣管和肺部等下呼吸道的症狀尤其有效。當鼻塞、過剩的鼻涕、咳嗽折騰得痛苦不堪時，有很好的治癒療效。強化免疫機能，在感冒或流感初期使用，可以迅速復原。有鎮痛抗痙攣作用，可用於風溼、神經痛、跌打損傷。

2.皮膚：預防頭皮屑，刺激頭皮生髮、護髮，改善油性肌膚、面皰。

———————— 注意事項 ————————

孕婦禁用。

大花茉莉

Jasminum grandiflorum

萃取部位：花

萃取方法：有機溶劑萃取

科屬：木樨科茉莉屬

主產地：法國、摩洛哥、埃及

主要作用：

1.生理：強健子宮，調整荷爾蒙、咳嗽、舒緩黏膜炎症狀、肌肉痙攣等。是生產時極具療效的精油，陣痛強烈時，可以塗抹在腰部及下腹部，減輕疼痛，也可以加速子宮收縮，讓分娩及胎盤排出更加順暢；也可以改善產後憂鬱症。

2.皮膚：預防肌膚老化，對於處理黑斑跟皺紋的療效甚佳，也可以使乾燥肌膚保溼補水。

———————— 注意事項 ————————

懷孕禁用，但分娩時可以使用。

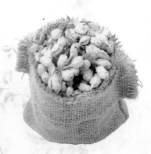

杜松

Juniperus communis

萃取部位：葉子或漿果

萃取方法：水蒸氣蒸餾法

科屬：柏科刺柏屬

主產地：法國、義大利、匈牙利

主要作用：

1.生理：杜松可以刺激靜脈和淋巴腺，提高腎臟功能，有利排毒及排出體內多餘水分，適合做體內大掃除。也有鎮痛、抗發炎、改善膀胱炎、水腫、關節炎等。

2.皮膚：制汗，有效抑制體味，徹底清潔油性肌膚，預防面皰，可與絲柏、葡萄柚等做成制汗劑。

注意事項

皮膚敏感者需注意用量，腎臟病患者及孕婦禁用。

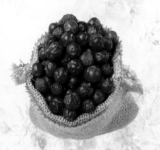

高地薰衣草

Lavandula angustifolia

萃取部位：花與葉

萃取方法：水蒸氣蒸餾法

科屬：唇形科薰衣草屬

主產地：法國、保加利亞、克羅埃西亞、烏克蘭

主要作用：

1.生理：能緩和頭痛、肌肉僵硬、胃痛、生理痛等。跟馬鬱蘭、迷迭香、薄荷等精油一起使用，可以達到肌肉鬆弛及鎮痛效果。薰衣草也能刺激免疫系統，讓抵抗力增加達到對抗病原菌的效果。

2.皮膚：可以用在緊急燒燙傷處理，不但可減輕疼痛，更可以降低留下疤痕的機率，對於發炎皮膚的療癒效果非常卓越，面皰、外傷、香港腳等抗菌癒合傷口的作用很好。對於水痘等病毒性感染的皮膚問題也很有效果。

注意事項

孕婦禁用，如果濃度使用太高，反而無法入睡。

胡椒薄荷

Mentha pipertia

萃取部位：花與葉

萃取方法：水蒸氣蒸餾法

科屬：唇形科胡椒屬

主產地：西班牙、美國

主要作用：

1.生理：改善消化器官的不適，例如胃痛、嘔吐、消化不良、便秘等，加速排除淤血，加速老舊廢物的流動，可用於排水腫、瘦身、扭傷、外傷，止痛效果也很好，例如頭痛，也能幫助頭腦清晰。

2.皮膚：減緩更年期發熱症狀及皮膚搔癢。輕微麻醉跟冷卻作用。

———————— 注意事項 ————————

(1)刺激皮膚和黏膜，不可以大範圍使用，尤其避開眼睛、鼻子等敏感肌膚部位。

(2)孕婦、未滿6歲的幼兒不可使用。

(3)癲癇、高血壓患者不可使用。

(4)不可以併用順勢療法。

茶樹

Melaleuca alternifolia

萃取部位：葉

萃取方法：水蒸氣蒸餾法

科屬：姚金孃科白千層屬

主產地：澳洲、中國

主要作用：

1.生理：具備優異的抗感染作用，能緩解鵝口瘡、口內炎、牙齦發炎、牙床膿腫、感冒、支氣管炎、流感、花粉症等，茶樹可以刺激免疫系統，活化白血球，也能夠消除淋巴跟靜脈滯留，改善水腫、腿部疲勞跟靜脈瘤等症狀。

2.皮膚：抗菌跟抗真菌效果，對於改善香港腳、收斂傷口、面皰、化膿傷口都很有幫助。被蜜蜂、蜘蛛或跳蚤、蚊蟲叮咬，直接使用茶樹擦在患部上，可以迅速直接消腫，減輕疼痛。

———————— 注意事項 ————————

懷孕初期禁用。皮膚敏感者需注意使用劑量。

馬鬱蘭

Origanum majorana

萃取部位：花與葉

萃取方法：水蒸氣蒸餾法

科屬：唇形科牛至屬

主產地：突尼西亞、埃及、西班牙、法國

主要作用：

1.生理：可以恢復自律神經的平衡，調整血液循環、體溫、心跳，對於改善高血壓、心悸、手腳冰冷、水腫幫助很大，可以抑制發炎和疼痛，對神經性胃痛、腸絞痛等都有很大幫助。能夠鎮靜肌肉疼痛跟僵硬，對於痙攣性咳嗽跟生理痛、神經痛都有很好的療效。

2.皮膚：對於皮膚真菌感染、面皰、香港腳有所改善，可發揮抗菌跟抗真菌作用。

───── 注意事項 ─────

開車或需注意力集中時禁用，懷孕初期也須避免使用。

天竺葵

Pelargonium graveolens

萃取部位：花與葉

萃取方法：水蒸氣蒸餾法

科屬：牻牛兒科天竺葵屬

主產地：馬達加斯加、留尼旺島、埃及、中國

主要作用：

1.生理：可以強化靜脈跟淋巴組織，排出體內多餘水分及老舊組織，與葡萄柚、杜松、絲柏等一起使用可以消水腫，預防橘皮組織，強化肝臟跟胰臟的功能，也適合生理期前後水腫的預防跟改善。

2.皮膚：可以調整皮脂腺分泌，因此能預防皺紋、黑斑，肌膚回春，保溼皮膚，抑制油性肌膚的皮脂分泌過剩，容易落髮及頭皮屑困擾者，可以跟茶樹、迷迭香一起洗頭有很好的改善效果。對於真菌引起的香港腳、灰指甲等有很好的療效。

───── 注意事項 ─────

懷孕初期禁用。

歐洲赤松

Pinus sylvestris

萃取部位：針葉

萃取方法：水蒸氣蒸餾法

科屬：松科松屬

主產地：法國、奧地利

主要作用：

1.生理：促使微血管擴張，加速血液循環，散淤血，減輕肩頸疲勞。能刺激交感神經跟副交感神經，達到舒壓安定作用。改善鼻炎、氣喘、花粉症、感冒咳嗽，幫助排痰。改善風溼、神經痛、關節炎等。

2.皮膚：預防溼疹、異位性皮膚炎、乾癬。

────── 注意事項 ──────

皮膚敏感者需注意用量，孕婦禁用。

黑胡椒

Piper nigrum

萃取部位：種子

萃取方法：水蒸氣蒸餾法

科屬：胡椒科胡椒屬

主產地：印度、馬達加斯加、斯里蘭卡

主要作用：

1.生理：對於消化不良、便秘、脹氣、黑胡椒可以刺激整個身體的消化系統，活絡胃腸液的分泌，促進腸胃蠕動，發揮開胃作用。抑制胃酸分泌以保護胃部黏膜組織的效用。也可以增溫促進血液循環，改善手腳冰冷，緩和身體肌肉痠痛等，感冒退燒抗發炎，若與葡萄柚一起使用可以達到燃燒脂肪的效果。

2.皮膚：活化交感神經，促進發汗。

────── 注意事項 ──────

非常容易刺激皮膚，因此使用的劑量要非常的少，尤其心血管疾病及腎臟病患者，因為黑胡椒有活絡血管、刺激腎臟的功能，故需要比常人更低劑量使用。

廣藿香

Pogostemon cablin

萃取部位：全株草藥

萃取方法：水蒸氣蒸餾法

科屬：唇形科刺蕊草屬

主產地：印度、印尼、馬來西亞、馬達加斯加

主要作用：

1.生理：刺激靜脈跟淋巴循環，改善痔瘡，體液滯留，適合容易水腫寒涼體質，抗發炎，緩和更年期不適。

2.皮膚：促進皮膚再生，加速循環作用，緊實鬆弛的肌膚，改善頭皮出油跟頭皮屑問題，有解毒及驅蟲的效果。

───── 注意事項 ─────

孕婦初期禁用。

玫瑰原精

Rosa centifolia

萃取部位：花

萃取方法：有機溶劑萃取

科屬：薔薇科薔薇屬

主產地：摩洛哥、埃及、土耳其

主要作用：

1.生理：具平衡荷爾蒙分泌，強化子宮的效果，對於舒緩經前症候群跟更年期症狀有改善作用，對感冒等病毒感染也有很好的療效。

2.皮膚：苯乙醇活化肌膚的效果強大，因此玫瑰原精對皮膚上的改善效果更勝奧圖玫瑰。可以預防黑斑，改善色素沉澱、黑眼圈、皺紋、溼疹、跟靜脈瘤都有不錯的療效，適合任何年齡肌膚的保養，可以跟橙花、紅柑調製預防妊娠紋的乳霜。

───── 注意事項 ─────

懷孕禁用。

大馬士革玫瑰

Rosa damascene

萃取部位：花

萃取方法：水蒸氣蒸餾法

科屬：薔薇科薔薇屬

主產地：保加利亞、摩洛哥、埃及、法國

主要作用：

1.**生理**：能刺激大腦腦下腺垂體跟下視丘，平衡荷爾蒙分泌，強化子宮，是對女性生理作用非常滋補的精油。女性的每一個階段，從青春期、生產、更年期、老年期等各種生理階段皆發揮不同效用。也可以淨化血液，抗組織胺，強化肝臟跟免疫系統。

2.**皮膚**：玫瑰能恢復皮膚的彈性跟潤澤度，對熟齡肌膚的回春效果尤佳，改善微血管浮出的肌膚，跟天竺葵精油、玫瑰果油一起使用能達到絕佳的美膚效果，可以預防靜脈瘤，改善眼睛的疲勞。新生兒的溼疹症狀可以使用玫瑰純露。

───── 注意事項 ─────

作用力很強，懷孕禁用。

快樂鼠尾草

Salvia sclarea

萃取部位：花與葉

萃取方法：水蒸氣蒸餾法

科屬：唇形科鼠尾草屬

主產地：法國、義大利、摩洛哥、俄羅斯

主要作用：

1.**生理**：含有香紫蘇醇，是一種類雌激素的成分，可以調理雌性荷爾蒙，對於女性的身心問題有很大幫助，無論調理經期、緩和經痛，或是處理經前症候群、更年期種種不適症狀，更有通經作用。也適合用來改善心悸、失眠、高血壓、腹部鼓脹感。

2.**皮膚**：用於皮脂分泌過剩和頭皮容易出油時，建議加在洗髮精或是髮妝水裡面使用。

───── 注意事項 ─────

孕婦禁用，因有放鬆效果，也建議開車前或需要注意力集中時禁用。使用荷爾蒙藥物及乳癌跟乳腺炎患者亦不可以使用。

檀香

Santalum album

萃取部位：木頭（樹幹）

萃取方法：水蒸氣蒸餾法

科屬：檀香科

主產地：印度、印尼、澳洲

主要作用：

1.生理：促進血液跟淋巴液等體液循環，改善泌尿系統或呼吸系統的感染疾病，尤其喉嚨疼痛無法排痰時，或是支氣管炎，可以搭配尤加利來改善症狀，也對月經的便秘跟生理痛有很好的改善效果。

2.皮膚：調整皮脂分泌。

―――――― 注意事項 ――――――

重度憂鬱症患者禁用，懷孕初期應免使用。

安息香

Styrax benzoin

萃取部位：樹脂

萃取方法：水蒸氣蒸餾法，有機溶劑萃取

科屬：安息香科紅皮屬

主產地：蘇門答臘、泰國、寮國

主要作用：

1.生理：具備鎮靜、抗菌、抗病毒作用，能夠讓人放鬆，促進血液循環，緩和呼吸道症狀，幫助排痰，感冒時跟尤加利精油一起使用，對於改善鼻塞、鼻炎等效果更好。

2.皮膚：加速傷口癒合跟結疤的作用，適合受傷、乾燥、老化的肌膚，例如腳跟龜裂或手部皮膚粗糙，加入乳液或乳霜中有非常好的軟化跟滋潤的效果。對於富貴手、凍瘡、皮膚龜裂、發癢、面皰、蟹足腫都有很好的療癒效果。可以跟玫瑰、馬鞭草、迷迭香、花梨木等精油一起製作效果絕佳的去疤膏。

―――――― 注意事項 ――――――

懷孕初期禁用。

沉香醇百里香

Thymus vulgaris ct.linalool

萃取部位：花與葉

萃取方法：水蒸氣蒸餾法

科屬：唇形科百里香屬

主產地：法國

主要作用：

1.生理：用百里香精油漱口可以預防感冒，在膀胱發炎的時候也能派上用場，能夠強化免疫系統，很適合一再感染疾病的人。對於改善小朋友的支氣管炎跟咳嗽很有幫助。對於舒緩風溼痛及肌肉疼痛，沉香醇百里香比百里酚百里香更好。也適合用於分娩，能夠緩和陣痛的痛苦及鎮靜痙攣。也可以做成消毒噴霧，噴在衣物床單上來防止塵蟎，效果絕佳。

2.皮膚：預防皺紋，抗皮膚真菌，改善指甲及皮膚的癬症，對於面皰也挺有效果。若是使用百里酚百里香則容易使皮膚變粗糙，因此須非常注意使用劑量，最好降低使用。

──── 注意事項 ────

香味很濃烈，因此用量通常只需要1～3滴左右就足夠。懷孕初期禁用。

薑

Zingiber officinalis

萃取部位：根部

萃取方法：水蒸氣蒸餾法

科屬：薑科薑屬

主產地：印度、馬達加斯加、中國、非洲

主要作用：

1.生理：對改善腸胃不適、身體疼痛、寒涼體質效果不錯。可以促進消化液的分泌；腹部鼓脹，便秘時，可以跟柑橘類、甜羅勒、薄荷、薰衣草等精油一起搭配使用效果更佳。與花梨木、歐洲赤松等精油一起使用，可以改善僵硬，緩和疼痛。對於感冒、喉嚨發炎、祛痰、退燒也很有幫助。

2.皮膚：掉髮嚴重時加入洗髮精內，可以減緩掉髮；鬆弛肌肉，減緩疼痛。

──── 注意事項 ────

容易有紅皮反應，因此在劑量的使用上要比一般精油更少。對於敏感膚質的人需特別當心。懷孕初期禁用。

第4章

療癒藥草小辭典

金盞花

Calendula officeinalis

科名：菊科

使用部位：花

主要作用：修復皮膚黏膜、抗菌、消炎、抗真菌、活化免疫系統

適應症狀：化痰、黏膜發炎、皮膚炎、外傷療癒、感冒、慢性氣管炎、面皰、汗疹等。

從十字軍東征時，金盞花就是軍中的必備良藥，包括：各種外傷、燒燙傷、喉嚨發炎、胃潰瘍、口腔發炎等都可利用金盞花治療。

金盞花顏色鮮艷的花瓣，含有豐富的葉黃素跟茄紅素，對感冒的預防或是治療都有很好的療效，近年來更有生物科技業者萃取其葉黃素作為保養眼睛的健康食品；金盞花對於損傷的皮膚跟黏膜組織也有保護跟修復的作用，亦具有很強的抗菌力，對於肝臟的解毒功能很好。

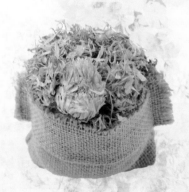

檸檬草

Cymbopogon citratus

科名：禾本科

使用部位：葉子

主要成分：檸檬醛、香茅醛、芳樟醇、黃酮類化合物、香葉醇

主要作用：健脾健胃、祛風、抗菌、消臭、除脹氣、止痛

適應症狀：食慾不振、消化不良、感冒

檸檬草常用於泰式料理中的泰式酸辣湯，在熱帶亞州、非洲大陸、拉丁美洲等地，除了可做為食材之外，同時也是藥草，有健胃、利尿、防止胃脹氣、幫助消化、消炎止痛、鎮靜等功效。檸檬草具有絕佳抗菌力，可預防感冒、流行性感冒等感染症狀、及發燒或局部發炎等；對於經痛、風溼也有不錯效果。

檸檬草還可以消除水腫及多餘脂肪，因含有大量的維生素C，更是美容聖品；可促進血液循環，改善面色蠟黃、頭痛、暈眩等問題。茶湯可用來敷臉，改善粉刺、面皰等皮膚問題，泡腳則可抑制香港腳的黴菌。乾燥的檸檬草葉，可以做成防蟲包或防蚊包。

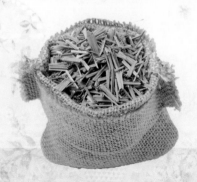

紫錐花

Echinacea angustifolia

科名：菊科

使用部位：花

主要作用：創傷治癒、抗菌、消炎、抗病毒、活化免疫系統

適應症狀：流感、感冒、外傷、膀胱炎、尿道炎、足癬

在歐洲探險艦隊抵達新大陸的北美洲海岸之前，原生於當地的紫錐花已經被印地安人使用了好幾世紀，後來歐洲殖民者向他們的原住民導師學習了運用方法，並將它記載在藥典中。紫錐花後來被歐洲人帶回了他們的家鄉，非常受到歡迎，尤其是德國對紫錐花功效與作用做了非常深入的研究，直到今日仍是歐美非常暢銷的養生茶飲。

北美印第安人被毒蛇咬傷時，會喝紫錐花茶解毒，並將紫錐花的粉末敷在傷口上療癒，因其抗菌力強，用於消毒傷口還可以預防傷口感染。紫錐花可以活化干擾素，增強免疫力，醫學上也證實了紫錐花對抗病毒的功效，因此被廣泛用在同類療法的藥中，包括感冒跟皰疹等病毒感染症上。

紫錐花依照品種，又有以下3種：

(1) 紫花紫錐花（Echinacea purpurea），就是一般紫錐花茶和健康食品最常使用也最被大規模種植的品種。主要原因在於種植容易，同時還具有種子取得容易、產量高以及種植期較短等優點，能夠在短時間創造經濟價值，因此市面上約80%的紫錐花類產品都是使用它，價格也較為便宜。

(2) 狹葉紫錐花（Echinacea angustifolia），普遍被認為是最具有保健價值的品種，主要在於與其他兩種比較起來，它的根部含有最多的烷醯胺（alkylamides）成份，因此主要是取其根部使用。因為是最難栽種而且成長最緩慢的品種，需要專業的技術與細心照顧，特別需要控制雜草的生長，再加上需要栽種三年至四年根部才符合採收條件，產量無法與常用的紫花紫錐花相比，因此狹葉紫錐花的產品在市場上僅佔紫錐花類產品的20%，價格也是這三個品種中最昂貴的。

(3) 蒼白紫錐花（Echinacea pallida）是紫錐花屬中唯一擁有白色花的品種，在花期時非常好辨認。雖然它的栽種難易度與生長速度介於前兩款紫錐花品種之間，在市場上卻不太受到歡迎，主要原因在於蒼白紫錐花與狹葉紫錐花都是為了它的根部而種植，而狹葉紫錐花根在市場上還是主流，一般被認為擁有較好的成份。

紫花紫錐花（Echinacea purpurea）與狹葉紫錐花（Echinacea angustifolia）在花草茶中使用的部位不一樣，兩種品種的成份含量多寡也不同。前者通常是整株混合使用（根、莖、葉與花），含有較多咖啡酸（coffee acid）；而後者則是單獨使用它的根部，含有最多的烷醯胺（alkamides）。

玫瑰茄

Hibiscus sabdariffa

科名：錦葵科

使用部位：花

主要作用：美白、促進新陳代謝、加強消化機能、緩下、利尿、明目

適應症狀：身體疲勞、斑點、眼睛疲勞、食欲不振、便秘、感冒、上呼吸道感染

玫瑰茄就是我們俗稱的洛神花，錦葵科木槿屬，一年草本植物，分佈在熱帶跟亞熱帶地區，玫瑰茄語源來自古埃及美神Hibis。

玫瑰茄含有檸檬酸、蘋果酸等植物酸與礦物質，可以提升身體內的能量代謝與新陳代謝，使身體從運動導致的疲勞中回復。玫瑰茄泡成的茶是紅寶石色，因此還有「植物紅寶石」的美譽。無論是新鮮或乾燥過的花萼，都具有降血壓、降血脂和利尿的藥效，並且對支氣管炎跟咳嗽都有緩解的作用。

玫瑰茄帶有強烈的酸味，對於美白去斑等美容效果很好，是阿拉伯民族及西非人很廣泛的經濟作物，並且也做成「玫瑰茄糖」或普遍的日常飲料，與冰糖一起熬煮可以中和酸澀味道，變成強身保健的好飲品。

除了花萼做成茶飲或食品外，非洲人將玫瑰茄的葉子搗碎敷在傷口上，在醫療外科上可作為洗滌膿瘡的好藥材；非洲人也拿莖的表皮來做成繩子或紙張。

魚腥草

Houttuynia cordata

科名：三白草科

使用部位：全株

主要作用：抗菌、利尿、緩下、解毒、清熱

適應症狀：上呼吸道感染、流感、咯血、慢性支氣管炎、感冒發燒、肺炎、子宮糜爛、腎病症候群、鼻炎、化膿性中耳炎、腮腺炎、便秘、皮膚病

魚腥草又名側耳根、豬鼻孔等，「涼拌側耳根」是民間一種傳統佳餚。魚腥草在傳統藥學中主要作用在於清熱解毒、鎮痛、止咳、止血、促進細胞再生。魚腥草主治各種肺部感染，尤其是肺癌的萬靈藥。魚腥草在古今醫療文獻裡面記載各種作用，抗發炎、抗病毒、抗氧化、調節免疫系統，尤其抗菌跟抗腫瘤的活性更是評價之高，無與倫比！

茉莉

Jasminum grandiflorum

科名：木樨科

使用部位：花

主要作用：安神理氣、振脾健胃、祛風散寒、子宮保健

適應症狀：祛風解毒、肝氣鬱結、腸胃炎、瘡毒腫痛、便秘、生理失調

在中醫學中，茉莉花有「理氣開鬱，辟穢和中」的功效，就是可以緩解人們的情緒，能夠達到祛風、抗癌、抗病毒、抗衰老的作用。對痢疾、腹痛、結膜炎、瘡毒等都有很好的消炎解毒作用。茉莉香氣怡人，有潤膚香肌之功效；它對於便秘也有幫助，能使排便順暢。

茉莉具有舒筋活血、祛風散寒、振脾健胃、強心益肝、降低血脂等效果，可改善昏睡及焦慮現象，對慢性胃病、經期失調也有功效，建議用於子宮保健、頭暈安神、安定情緒、紓解鬱悶。茉莉花搭配玫瑰花泡茶有助於毒素排出，展現纖體瘦身效果。茉莉花根有抑制中樞神經作用，因此孕婦及體內熱毒者禁用茉莉花茶。

一般秋後挖根切片曬乾，夏秋採花，曬乾備用。茉莉喜歡在晚上開花，香氣濃郁宜人，多飲用可以安定情緒，消除神經緊張，去除口臭，防治腹痛，調整荷爾蒙，明目功效。

information
茉莉花茶適合以下症狀：

(1) 慢性痢疾白多赤少者、慢性結腸炎：每次10～20朵茉莉花泡茶，有理氣和中，芳香化濕的功效。

(2) 目赤腫痛、迎風流淚：茉莉花煎水薰洗，或配金銀花9g、菊花6g煎水服用。

(3) 續筋接骨止痛：把茉莉根搗碎，酒炒，包裹患部。

(4) 失眠：10～20朵茉莉花泡茶。

(5) 痢疾、肝炎：茉莉5g、綠茶3g、水500ml，水煎2分鐘，少量多次服用。肝炎者則加入蜂蜜服用。

(6) 肝氣鬱結引起的胸脅疼痛、婦女經痛：玫瑰5朵、茉莉10g、梗米100g、冰糖少量，文火煮成粥。

(7) 疏肝理氣、止痢解毒、瘡傷腫毒：茉莉花5g、紅糖少量、水1500ml，煎好去渣飲用。

杜松

Juniperus communis

科名：柏科

使用部位：漿果

主要作用：利尿、陣痛、抗菌、消腫

適應症狀：類風溼性關節炎、痛風、水腫、腰痛、肌肉痠痛

西方飲用超過300年的琴酒主要素材，其香氣來源就是杜松漿果，琴酒具有利尿解毒的功能。杜松作為藥用香草的歷史很久遠，古代法國人會在病房裡燃燒迷迭香跟杜松枝，來淨化空氣。

杜松的抗菌力很強，可改善支氣管炎等呼吸道疾病。杜松最有名的功效在於排除體內多餘的水分，以及沖刷停滯在體內的疼痛物質跟老廢物質，所以可以緩解風溼痛、關節炎、肌肉痠痛等疼痛，消除水腫。

杜松也是作為促進新陳代謝的食材，醃漬過後當成泡菜吃，歐洲人喜歡拿來燉肉，增加肉味的鮮美。杜松也經常出現在古代歐洲的宗教儀式上，藉以驅逐疾病，趕走黑暗，帶來光明。在西藏的祭典上，也將杜松作成香柱來焚燒祭拜。

錦葵

Malva sylvestris

科名：錦葵科

使用部位：花

主要作用：保護黏膜與皮膚，緩和刺激，軟化膚質

適應症狀：眼睛疲勞、口內炎、牙齦炎及咽喉、腸胃、泌尿器官等炎症

錦葵是一種很大的花，把藍紫色的錦葵花泡在熱水中，可以泡出淡紫色茶湯，若加入少許檸檬汁，則會瞬間變成粉紅色，因此被成為「黎明之花」。

錦葵是富含黏液的香草，對於所有的黏膜組織都有修復作用，對於皮膚也有滋潤保溼效果。

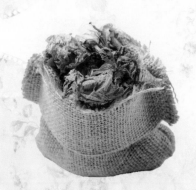

忍冬（金銀花）

Lonicera japonica

科名：忍冬科

使用部位：花

主要作用：清熱解毒、祛風散熱

適應症狀：瘡傷、血栓閉塞、血管慢性病、動物咬傷、腫毒

忍冬的花稱為金銀花，又叫鴛鴦草、雙花、二寶花，花有甜美的香草味，果實為黑色球形漿果。根據文獻記載，金銀花已經有2200多年的栽種歷史，《本草綱目》中記載，金銀花善於化毒，故治癰疽、腫毒、瘡癬。因為有清熱解毒、涼散風熱作用，因此用於風熱感冒、溫病發熱，亦能解菌毒。

對於癰瘡疔瘡、動物咬傷、細菌性痢疾、化膿性疾病、小兒胎毒都有不錯療效。金銀花疏通經絡的效果也很好，能治夏季溫熱痧痘。現代醫學實證中，對於治療血栓閉塞性脈管炎的周圍血管慢性炎症病變有很大幫助。金銀花甚至具有抗癌功效；有醫學實驗浸泡金銀花的水液對試驗性腫瘤細胞，具有明顯的殺傷作用。

information

Bach花精中，也使用到忍冬家族植物的花精訊息喔！

忍冬花精的植物學名：Lonicera Caprifolium

忍冬花精的製作方式：使用盛開的忍冬花和與其緊密連結的小段枝椏，用「水煎法」完成製作

忍冬花精對應的主要失衡情緒：活在過去的美好回憶當中、沈溺在已經逝去的時空當中而無法真正感受此刻當下生命能帶來的快樂。例如：懷念過世的親友或逝去的感情、念念不忘某段生命歷程、放不下過去的成就或榮耀、或時常沈醉在回憶當中等。

德國洋甘菊

Matricaria chamomilela

科名：菊科

使用部位：花

主要作用：消炎、袪風、抗痙攣、鎮靜、安撫情緒

適應症狀：感冒、皮膚炎、口內炎、胃炎等發炎，及生理痛、經前症候群、舒眠、便秘

洋甘菊在醫學上正式的運用可以追朔至約2400年前，由西方史上首位醫師，被稱為「醫學之父」的希波克拉底拿來運用在安撫病人焦躁的情緒開始。德國洋甘菊因為較甜，所以經常拿來沖泡成花草茶。

長久以來，德國洋甘菊功效主要為舒緩壓力與幫助睡眠。對於壓力大、情緒焦躁而導致失眠的人來說，是非常珍貴的天然香草植物，因此特別推薦德國洋甘菊茶給每日被工作壓的喘不過氣來的上班族睡前飲用。

洋甘菊也被認為是很安全、溫和的花草茶，不會有後遺症的憂慮，從小孩到銀髮族都很適合飲用，再加上散發出甜美的蘋果香氣，沒有古怪的青草味，非常容易入口，因此受到大家的喜愛。

古埃及、古羅馬與古希臘人很懂得享受洋甘菊茶，他們會將洋甘菊丟到滾水中，等煮成茶湯後作為放鬆心情與幫助睡眠的飲料，當然還有單純的解渴；外用方面，洋甘菊的汁液被拿來塗抹在皮膚上，讓皮膚能夠保持足夠的濕度來抵抗當地炎熱的氣候。

如果想要利用德國洋甘菊茶來幫助睡眠，建議在飯後或睡前一小時開始飲用，一方面讓身體自然的調整到準備睡眠的狀態，另一方面幫助消化。

檸檬香蜂草

Melissa officinalis

科名：脣形花科

使用部位：葉子

主要作用：鎮靜、抗痙攣、抗憂鬱、抗病毒

適應症狀：感冒、失眠、偏頭痛、神經痛、憂鬱不安、身心緊張引起的神經性腸胃炎等消化道機能障礙

早在3000年前的歐洲中世紀時期已經開始出現檸檬香蜂草的研究與實驗，在歐洲地區的修道院裡被大量的栽種。其中在1990年德國香草藥專著中發表了檸檬香蜂草具有舒壓、舒眠及幫助消化的效果，2007年法國也曾經進行雙臨床實驗，證實檸檬香蜂草有舒緩壓力跟幫助睡眠的功效，並且證明檸檬香蜂草的舒眠功效並不會引起白天的疲憊感，這代表檸檬香蜂草的舒眠療效是來自於緊張躁動的情緒得到安撫。

另外，檸檬香蜂草中的迷迭香酸、咖啡酸、阿魏酸也能夠對抗皮膚的氧化，對維持皮膚美麗及健康非常有幫助。加上對人體的消化系統有很高的親和力，能夠維持腸道健康，幫助消化，特別是壓力所引起的腸胃不適。檸檬香蜂草有很大的抗菌力，因此對於感冒或是泡疹性病毒感染也有不錯的效果。

胡椒薄荷

Mentha piperita

科名：脣形花科

使用部位：葉子

主要作用：抗菌、賦活鎮靜、提振作用、抗痙攣、祛風、利膽

適應症狀：止痛、腸脹氣、腸躁症、風溼性關節炎、止咳、失眠、花粉症、防蟲

薄荷葉泡茶可以消除感冒症狀，消炎鎮靜，中醫藥理中，薄荷茶適合在風熱症狀時（感冒初期）飲用，咳嗽、鼻塞、打噴嚏等症狀都能得到緩解，以達到清咽利膈之效用。

早上起床時來一杯薄荷茶可以提神醒腦，對於牙齒痛、頭痛、喉嚨痛等有止痛作用，口舌生瘡、中暑、胃口不佳、脹氣消化不良，薄荷茶可刺激食欲，促進新陳代謝、抗菌、增強抵抗力，對於肌肉痠痛也有不錯的消炎效果。用薄荷茶漱口可以殺菌，消除口臭。薄荷適合在工作緊張、繁忙時飲用，以緩解疲勞，平心靜氣，使身心得到放鬆，是絕佳的心靈補藥。

桑葉

Morus alba

科名：桑科

使用部位：葉子

主要作用：抑制 α 葡萄糖苷酶以調整血糖

適應症狀：預防糖尿病

中國種植桑樹已經有5000年歷史，桑葉是桑科植物，初霜後採收，去除雜質，曬乾而得，是一種發散風熱的草藥，既可內服也可外敷。其性寒，味甘，苦，有疏散風熱，清肺潤躁，清肝明目的功效，也可治頭暈、頭痛、赤目眼花的病症。對於盜汗失眠等更年期症狀有不錯療效。桑葉的黏液對於腸胃道疾病、腹痛、痢疾、便秘等有修復效果。多喝桑葉茶可以除腳氣、涼血、降血壓、降血脂、預防心肌梗塞，還有美白效果。

日本醫學調查每天喝四杯桑葉茶，可降低40%癌症罹患率，歐美多國也證實桑葉茶可降低乳腺、攝護腺、肺、口腔、膀胱、結腸、胃、胰等部位腫瘤發生的危險性。桑葉中的桑葉多酚可以抑制癌細胞的增生，並有清除自由基的作用。

石榴花

Punica granarum

科名：安石榴科

使用部位：花

主要作用：整合荷爾蒙分泌、抗氧化、美白、明目、止血、收斂止瀉

適應症狀：經前症候群、更年期自律神經失調、外傷、月經不調、中耳炎

石榴花含有花青素、石榴多酚、維生素C等成分，因此對於美容養顏抗衰老有很大功效，日本更有醫學數據證實它的美白功效。能活化雌激素適合用於更年期障礙，調整女性內分泌系統及調理月經不順的問題。花青素對明目、抗氧化等作用強大，對於金屬離子更是有螯合作用(註1)。

註1：螯合作用：某分子捕捉金屬離子，並奪取其活性，是抗氧化作用結構的其中一環。

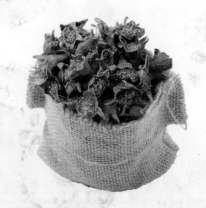

迷迭香

Rosemarinus officinalis

科名：脣形花科

使用部位：葉子

主要作用：抗菌、抗病毒、促進血液循環、促進消化機能、提振作用

適應症狀：各種頭痛、循環不良、腸胃問題、風溼性關節炎、大腸激躁症、記憶力衰退、疲勞、貧血、肌膚乾燥、頭髮與指甲問題。

迷迭香有令人愉悅的香氣，早在古代西方人就用在宗教儀式上，由於迷迭香最早發現在地中海沿岸的斷崖上，因此也稱作「海中之露」。

迷迭香是能強健全身的香草，具有強力抗氧化作用，濃烈的香氣能讓頭腦清醒，刺激腦神經系統，活化腦細胞的作用，促進頭皮血液迴圈，讓精神集中，增強腦部功能與記憶力，恢復腦部疲勞；還可減輕頭痛症狀，改善脫髮現象，減少頭皮屑產生，對於宿醉、頭昏暈眩、緊張性頭痛也很有效果。呼吸道方面，有抗感染、殺菌功效，可以祛痰、鎮咳、氣喘保養。迷迭香兼具美容功效，可以減少皺紋產生，還能緩和胃炎等消化道不適症狀，改善風濕性關節炎。

接骨木花

Sambucus nigra

科名：忍冬科

使用部位：花、果

主要作用：利尿、發汗、抗過敏

適應症狀：花粉症等黏膜炎症、感冒或流行性感冒初期症狀、擦傷、瘀血。

接骨木是歐洲人的「萬能醫藥箱」。歐洲及美洲的原住民醫學中都使用接骨木，是具有歷史淵源的藥草，中醫也使用它來入藥，具有消腫散淤，舒經活絡祛風，及消炎解毒的功效。對於骨折疼痛、跌打損傷、扭傷腫痛、癰毒腫瘤、風溼骨痛、腰痛等消腫活血止痛都有很好的功能。

接骨木花具有黃色色素成分的黃酮類化合物，具優越的發汗、利尿作用，還有抗黏膜發炎的作用，可謂是「黏膜發炎的滅火器」，對於肺炎等呼吸道疾病、腎炎水腫、腫毒惡瘡等療效極佳。可單獨使用，或是加入胡椒、薄荷跟西洋菩提等香草做成複方茶飲；也可以用糖醃漬或做成糖漿，亦可製成接骨木花露酒，深受喜愛。

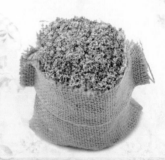

玫瑰

Rose gallica

科名：薔薇科

使用部位：花

主要作用：調整荷爾蒙、鎮靜、收斂

適應症狀：感冒、皮膚炎、生理痛、經前症候群、便秘、心血管疾病

玫瑰花是愛的代表，玫瑰花茶也是廣大女性喜愛的花茶之一。玫瑰花最迷人是它的香氣，在中藥裡面是一種珍貴的藥材。中醫經典《本草綱目》論述，玫瑰花性甘味微苦，性溫，可理氣解鬱，活血散淤，調經止痛。除此之外，玫瑰花藥性較溫和，能夠溫養人的心肝血脈，抒發肝鬱之氣，有鎮定安神、安撫抑鬱的功效，能讓浮躁的情緒回歸於平靜。

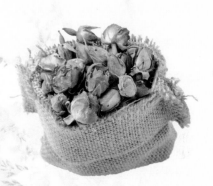

玫瑰不僅能美容養顏，通經活血，對於治療婦科疾病、心臟及心血管疾病、高血壓等有顯著的療效，可調理氣血和脾胃。玫瑰花同時也是一種藥食同源的食物，常泡玫瑰花茶，可以調理女性在月經期間的臉色暗淡，緩解情緒不佳、經痛等不適。

---

information

Bach花精中，也有使用到玫瑰植物家族的花精訊息喔！Bach醫生選擇的是，在英國鄉間非常容易見到的「野玫瑰」來製作花精。

野玫瑰花精的植物學名：Rosa Canina
野玫瑰花精的製作方式：使用盛開的野玫瑰花，用「水煎法」完成製作
野玫瑰花精對應的主要失衡情緒：對生命不投入、對面臨的各種大小選擇都無所謂，呈現出漠不關心、沒有熱情、好像有些許無奈的不積極狀態。例如：不投入到生活或人際關係當中，可能除了一、兩種可以打發時間的工作或休閒習慣之外、對任何事情都沒有興趣嘗試，對生命的流逝而自己似乎一事無成沒有特別感覺、在不同年齡階段一般人通常會有的不同生活追求（成家、立業）等均表現出可有可無的無所謂狀態。

鼠尾草

Salvia officeinalis

科名：唇形花科

使用部位：葉子

主要作用：抗病毒、抗真菌、抗菌、消臭、收斂、抑制發汗、抑制母乳分泌

適應症狀：口內炎、咽喉炎、牙齦炎、更年期身心症引發的異常出汗、夜間盜汗

在中國茶葉傳入歐洲前，鼠尾草茶可是西方世界最常飲用的茶飲，自古希臘、古羅馬時期就已被普遍的使用。中世紀僧侶的修行中，藥草知識占很重要的部分，而鼠尾草就是很被看重的一種植物，在修道院的庭園多有種植。希臘東正教僧侶的日常課常以栽種、採集鼠尾草為主，既能維持健康、強化體力，還能使心靈變得清明。

鼠尾草茶有強烈的抗氧化作用，可用來提神跟提升記憶力。由於有收斂作用，鼠尾草也用在月經過多、多汗、更年期盜汗、抑制母乳分泌等目的上。結合抗菌跟抗真菌作用，因此口腔發炎、口腔黏膜炎或感染引起的喉嚨發炎、腫痛時非常適合服用，對於緩和更年期症候群的不適非常有效果。

百里香

Thymus vulgaris

科名：唇形花科

使用部位：葉子

主要作用：抗菌、抗病毒、祛痰、支氣管鎮靜、驅蟲

適應症狀：支氣管炎、百日咳、上呼吸道黏膜炎、消化不良、感冒

百里香的Thymus在拉丁文中指的是"勇氣"的意思，相傳希臘女神維納斯目睹特洛伊戰爭傷亡慘重，不禁岑然淚下，落入世間的淚珠幻化成了百里香。古羅馬人在出戰前經常會使用百里香來沐浴，而散發出百里香氣的男人則被視為「勇氣」的象徵。

中世紀歐洲流行黑死病等傳染病，據說人們會焚燒百里香枝來淨化空氣，目前已知道百里香可發揮比醫院消毒時所用石炭酸高出20倍的非凡抗菌力，阻止病原菌感染。因為具抗痙攣作用與鎮咳、祛痰作用，所以也用於呼吸道症狀上，尤其是久咳不癒時，更可以試試百里香茶。若加上一些迷迭香味道更好。發燒時喝百里香茶或泡澡、足浴即有發汗解熱的功用。喉嚨痛時可以用百里香茶漱口，對於感冒的各種症狀都有很好的緩解效果。

薑

Zingiber officeinale

科名：薑科

使用部位：根部

主要作用：促進消化機能、利膽、治吐、消炎、鎮痛、促進新陳代謝、活血化淤

適應症狀：消化不良、嘔吐、暈眩、關節炎、手腳冰冷

薑所含的薑辣素，對於消化及循環的停滯具有調節作用，並促進體內的新陳代謝。此外，薑作用於體內可暖和臟腑，藉由排汗代謝廢物，同時也能促進皮膚及末梢循環。

根據不同的生長期，薑可分為生薑（嫩薑）、粉薑、老薑、薑母。 一般來說，生薑開胃，老薑回陽。生薑與老薑雖然都是同一種植物，但是外觀、價格、口感、功效都不同，老薑較辛辣，栽種時間較久。

老薑莖肉萎縮少汁，多渣難消化，但薑愈老，辛辣味愈強，驅風能力愈佳，用來暖和身體效果較佳。一般老薑會用來烹調提味或泡茶喝，如薑湯、薑茶，由於老薑耐貯藏，因此價格波動不大。此外，老薑、乾生薑也可磨粉服用，經胃黏膜吸收抑制胃蠕動的頻率，舒緩不適。

吃生薑可以降溫排汗，生薑中的薑辣素對心臟跟心血管有一定的刺激作用，能加快血液循環，使毛孔張開，排汗量增大。汗液可帶走體內的餘熱，有防暑作用。夏季細菌生長活躍，容易汙染食物，引起急性腸胃炎，吃些生薑或泡乾薑水，可以預防腸胃炎。

夏季常吹冷氣，容易引發感冒，生薑紅糖水能驅散體內風寒，唯有暑熱跟風熱引起的感冒不宜飲用。夏季常吃瓜果類寒涼食物，容易引發心悸、噁心等症狀，食用生薑有助溫脾胃改善不適。

許多人吃薑不知道是否需要去皮，中醫藥理認為生薑味辛性溫，而生薑去皮則味辛性涼，具有行水、消腫作用，故生薑皮最好不要去掉，可以保持生薑的藥性平衡，充分發揮生薑的整體療效。

information

生薑亦具有減緩腸胃蠕動及收縮的作用。薑被證實可預防感冒、止痛、止偏頭痛的功效，生薑堪比「還魂藥」，不同用法，功效也不同：

(1) 傷風感冒：生薑3～4片＋半勺紅糖煮水喝，一天2～3次。

(2) 感冒伴咳嗽：生薑3～4片＋大蒜7～8瓣＋半勺紅糖一起煮，一天2～3次。

(3) 感冒伴有發熱：在生薑紅糖水中加入大蔥1根，一天2～3次。

(4) 飯後腹脹：可直接含生薑片或喝生薑水，很快就能緩解。

(5) 受涼引起的腹瀉：用燒開的生薑水沖雞蛋，一天2～3次。腹瀉停止後再吃一天，可暖胃鞏固療效。

(6) 冷氣房中引起的頭漲發緊：2～3片的生薑泡水，很快就能改善。

(7) 孕期嘔吐：口中常含生薑即可緩解。

(8) 喉嚨痛：生薑水中加入少量鹽，當茶喝。

(9) 消化不良或食欲不振：生薑切片一起煮水喝，一日2次，就能開胃。

(10) 關節痛：每日早上起床吃幾片生薑，或是煮生薑紅棗水喝，一天3次。

Part 2

第 5 章

療癒植物油小辭典

手工皂常用植物油

乳油木果油

Vitellaria parapdoxa

科屬：山欖科

主要脂肪酸：油酸約49%、亞麻油酸約5%、三萜烯醇75%、維生素E

特性：奶油般的固態狀，有顆粒感，特有的黏稠性質。

保存方式：須放置陰涼處或冰箱，一般大約可以保存2年。

乳油木又有人譯做「雪亞脂」（Shea Butter），是萃取非洲的「奶油樹」果油，又稱為「乳油木」或「乳果油」。這種具有神奇保養功效的核果植物，只生長於西非的大草原地區，無法人工栽種，完全是以自然方式生長。乳油木果大約含有40～50%的油質，在當地只有女性才熟悉萃取乳油木果油的技術，因此乳油木果油又被稱作是「女人的黃金」！每株成熟的果樹一年只能生產十多公斤的乳木果，因此乳油木果油極其珍貴。

乳油木果油，分子細小，清爽不油膩，且不易氧化，所以塗抹皮膚之後很容易被皮膚角質滲透吸收。其獨一無二的特點是它含有高達15%的非皂化成分（一般植物油最多只有1%而已），這種成分不但不容易被水或肥皂洗掉，成分包含了抗菌、防腐與使皮膚柔軟的植物油脂、卵磷脂、脂蛋白等物質，還含有豐富的維生素E與F，以及某種防曬成分，可以預防皮膚的氧化及曬傷，更神奇的是，這種成分非油性，所以既不會造成皮膚負擔，更不會泛油光，還能形成較完整的保護膜。是敏感性肌膚或是乾燥型肌膚的救星，在德國美容雜誌中譽為「神奇奶油樹」。

乳油木果油與一般液態的植物油不太相同，在常溫下呈現固體型態，帶有淡淡的米黃色，有點像是奶油一樣，氣味很淡，幾乎沒有任何味道。製作手工皂時常用的油脂，有分精製跟未精製過的乳油木，精製過的乳油木果脂質地較硬，製作出來的手工皂滋潤性跟保存性都非常好，保存期限可以長達多年，也不會有油耗味，可以高比例使用，增加手工皂的優越的品質。

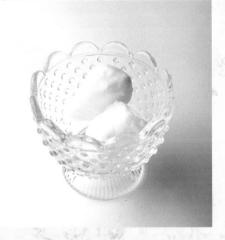

杏桃核仁油

Prunus armenica

科屬：薔薇科

主要脂肪酸：油酸約 65 ～ 70%、亞麻油酸約 20%、飽和脂肪酸 9%、維生素 A、γ-生育酚、α-生育酚

特性：非乾性

保存方式：密封冷藏大約一年（因含大量油酸，非常易氧化）

人類種植杏桃樹已經有 5000 年的歷史了，一直以來人們會從杏桃的種子中搾取油液，這種帶有杏仁糖香味的油液，羅馬人稱之為「亞美尼亞蘋果」，在熱帶地區是非常盛行的美容聖品。

杏核桃仁油富含大量不飽和脂肪酸，因此十分適合做保養用油或是按摩油，杏桃核仁油的特性跟的分子結構都與甜杏仁油很相近，惟富含了 γ-生育酚，而甜杏仁油中則是 α-生育酚含量較高，是兩者不同之處，因此杏核桃仁油更容易被皮膚吸收，具有極佳的保溼滋潤效果，適合所有膚質的人使用，更能滋潤敏感性肌膚、乾性膚質，尤其針對脫屑、搔癢等皮膚問題者，及皮膚較脆弱的老人跟小孩。杏核桃仁油能夠活化代謝皮膚老舊細胞，鎖住皮膚的水分，使水分不易流失，因而從中得到滋潤效果。杏核桃仁油也能讓慘白、毫無血色的肌膚再度變得光鮮亮麗，使皮膚能起死回生，回復光采。

製作手工皂提升滋潤度的植物油之一，是製作敏感性及熟齡肌膚手工皂的很好素材。可以高比例使用，增加手工皂的滋潤保溼度。

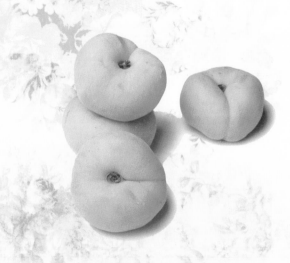

酪梨油

Perea Americana

科屬：樟科

主要脂肪酸：油酸約69%、亞麻油酸約10%、棕櫚油烯酸6%、飽和脂肪酸約15%、維生素E、維生素A、維生素D、維生素B群、植物固醇、卵磷脂

特性：青綠色，有濃厚的酪梨香味

保存方式：不容易變質，密封保存可以一～二年

酪梨是金氏世界紀錄中，評價營養價值最高的水果作物，有「森林奶油」之稱，一些體型較小的哺乳類喜愛吃富含油脂的酪梨。為了讓果實能夠延長保存和新鮮度，酪梨果肉中帶有許多不同成分，這些特殊成分可以讓核果不受天氣及環境影響，能夠延緩果實熟成的速度，這是酪梨才具有的特性。

酪梨果實質地柔細，75%以上由不飽和脂肪酸所組成，例如：Omega 9單元不飽和脂肪酸，可降低心血管疾病；葉酸是孕婦最需要的營養；高量的茄紅素，可以降低心臟病跟攝護腺炎的機率，還有阿魏酸、綠原酸是能降低血糖的植化素，不但可以抗氧化，且幾乎不含澱粉及糖分，因此糖尿病患者可以用來緩和血糖的升高。

酪梨不單只是高營養的食物，也是高效能的護膚油，特別是乾性皮膚者，酪梨油能夠長時間有效性的保護肌膚，不受外界環境的破壞，同時還能全方面的照顧肌膚，使皮膚保持彈性、柔滑跟年輕。

酪梨油中效力最強的除了高比例的脂肪伴隨物質之外，還有植物油中少見的棕櫚油烯酸，這些能讓酪梨油能輕易地在皮膚上延展開來，也很容易被皮膚吸收。進入皮膚的底層，達到極完美的保養功效，還能鎖住皮膚中的水分，促進皮膚中細胞再生及防禦系統的活化；此外酪梨油也具有防曬作用。

酪梨油是製作高品質手工皂的好素材，可以做非常高比例的使用，做出來的手工皂亦不容易酸敗，是洗頭或護膚絕不可或缺的植物油。

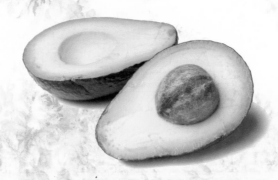

椰子油

Cocos nucifera

科屬：棕櫚科

主要脂肪酸：飽和中鏈脂肪酸約65%（月桂酸45%）、飽和長鏈脂肪酸約30%、肉豆蔻酸約18%、油酸約2～11%、葵酸約6%

特性：20度以下是固態，夏季是液態。

保存方式：一般情況可以保存至少二年。

椰子油是提取自成熟椰果肉的食用油，在熱帶地區，它是人們食物中攝取脂肪的主要來源，我們比較熟悉的液狀椰子油，是已經過提煉、除臭和脫色的步驟，轉成市售的食用油。椰子油適合高溫烹調，具有氧化慢、抗酸敗的特性，由於飽和脂肪酸含量高因此保存期限較長。

藥妝店可以買到一種以水蒸氣小心處理萃取過的椰子油，這種特殊方式取得的油，適合拿來護膚。也有帶有濃厚椰子香氣的純天然椰子油，只是純天然椰子油在製作時非常耗時費工，因此所費不疵。椰子油若搭配其他植物油來做肌膚保養，更是效果倍增。

椰子油中的中鏈脂肪酸是微小的脂肪分子，能夠促進體內的物質交換，並提高新陳代謝率。這類脂肪酸不易堆積在體內，反而是優先轉換成能量的來源。且被吸收的效果極佳，所以對於有脂肪轉換障礙和胃潰瘍的人而言，椰子油是很好的選擇。

椰子油塗在皮膚上會以迅雷不及掩耳的速度深至角質層內，不會在皮膚表面形成油光，還能帶給皮膚全新的感受，鎖水效果特佳並能持久。護膚效果最好的是水蒸方法取得的椰子油，當皮膚遇到灼熱症狀時，椰子油具有冷卻、穩定作用，能鞏固皮膚、促進新陳代謝的效果。

冷壓椰子油很適合護膚跟護髮，滋潤效果絕佳。使用在食品跟手工皂上的椰子油大多精製過，精製過的椰子油很適合高溫烹調，在手工皂的應用上更是不可或缺的植物油，但是功能性卻跟護膚護髮完全不同，手工皂上的應用是屬於「清潔力及洗淨力」，全無滋潤效果；手工皂應用的比例愈高、清潔力愈強，泡沫也愈多。

棕櫚油

Elaeis guineensis

科屬：棕櫚科

主要脂肪酸：飽和中鏈脂肪酸約70～80%（月桂酸46～55%）、飽和長鏈脂肪酸約12%、油酸約40%、C-16棕櫚酸、C-18硬脂酸

特性：因為C-16、C-18脂肪酸的不同，應用範圍也不同。

保存方式：常溫下一年。

棕櫚是棕櫚科油棕屬，又名油棕，生長在熱帶潮溼地區，原產於非洲，原生的油棕被引進到印尼、馬來西亞、巴西等地成為經濟作物，皆是世界上主要的棕櫚油產國。棕櫚油含維生素E、植物固醇、胡蘿蔔素等，是一種飽和脂肪酸高的油脂。常用在手工皂的棕櫚油大致可分以下應用方式：

A.**精緻紅棕櫚油（Carotion Preminum）**：油棕樹成熟的棕櫚果呈橙紅色，壓榨澄紅果肉後未經脫色而精製處理過的澄紅色植物油。含有豐富的維生素E、單元不飽和脂肪酸，所含的胡蘿蔔素高達700～1000 ppm，是胡蘿蔔的30倍，對於修復傷口、面皰、皮膚癌等都有不錯的療效，更可抗氧化，對於油性、粗糙的皮膚都有幫助。

B.**精製棕櫚油（Palm oil）**：是油棕果實壓榨過後經過脫色而得到奶油白色的植物油。其應用方式大約分為以下：

(1)**軟質棕櫚油**：

相較於大豆油在高溫烹調中安定性更佳，適合高溫油炸。由於油酸含量高達40%,，具一定的保濕度，也應用在手工皂、洗髮、化妝品等商品上。

(2)**硬質棕櫚油**：

可以部份或完全取代可可脂來製作巧克力，不需要經過氫化處理就可以使用，能降低反式脂肪酸的應用。

任一種形式的棕櫚油都很適合應用在手工皂上，因為富含飽和脂肪酸，所以能夠提升手工皂的硬度，也因為不飽和脂肪酸含量較少，因此在手工皂的使用上不太能提供滋潤度。

棕櫚核仁油

Elaeis guineensis

科屬：棕櫚科

主要脂肪酸：飽和中鏈脂肪酸約70～80%（月桂酸46～55%）、飽和長鏈脂肪酸約12%、油酸約16%

特性：室溫下大部份是固態，高溫則呈液態。

保存方式：常溫下一年。

壓榨自油棕的果仁，同一顆果實，其物理性卻不相同，果肉可壓榨出棕櫚油，果仁則壓榨出棕櫚核仁油（Babassu oil）。棕櫚核仁油因含有豐富的C-12月桂酸、肉豆蔻酸，飽和程度80%以上，因此跟椰子油的特性較為接近，抗氧化穩定性也比棕櫚油好很多。運用在手工皂上可以製作出起泡力強的肥皂。

玉米胚芽油

Zea mays

科屬：禾本科

主要脂肪酸：亞麻油酸35～60%、油酸30%、維生素E、生育酚、植物固醇、蠟質

特性：容易氧化。

保存方式：冷藏密封可保存九個月，開封後只有四個月保存期。

是從玉米胚芽中提煉而出的油，玉米胚芽油的不飽和脂肪酸高達80%以上，營養價值高的冷壓玉米油，在市面上很難看到。冷壓玉米油本身不含膽固醇，對於血液中膽固醇的累積有溶解作用，具有積極防治老年人的動脈硬化、糖尿病等的效果。市售玉米油大多是經過脫磷、脫色、脫酸、脫膠、脫臭、脫蠟的精製玉米油，發煙點高，很適合烹炒跟煎炸食物。

玉米胚芽油含有豐富的維生素E，聞起來清香撲鼻，親膚性佳，可以做成很好的按摩油、保養品及手工皂。使用玉米胚芽油可提升手工皂滋潤度，但若使用超過40%，會使手工皂變很軟，因此不建議使用超過40%。

甜杏仁油

Prunus dulcis var.dulcis

科屬：薔薇科

主要脂肪酸：亞麻油酸15～20%、油酸80%，維生素A、α-生育酚（含量較高）、γ-生育酚

特性：堅果香味，不乾澀，略有油氣。

保存方式：冷藏密封可保存六個月，開封後只有二個月保存期。

甜杏仁幾千年來在亞州一直被視為重要珍品，《本草便讀》中記載：「甜杏仁，可供果食，主治與杏仁亦皆相仿，用於虛癆咳嗽方中，苦劣之性耳。」甜杏仁有潤肺、平喘、治咳嗽、潤腸便秘的功效。甜杏仁油的脂肪酸結構跟杏桃核仁油很相似，這兩種油都含有超高的生育酚含量，而甜杏仁油最主要的成分是α-生育酚，這是一種強化版的維生素E活性分子，具有極佳的護膚效果。在美容方面因為含有大量油酸，所以能使皮膚光滑柔細，特別適合乾燥肌膚。

另一種相似的植物是「苦杏（Prunus dulcis var.amara）」，苦杏與甜杏差別在於苦杏苷含量的多寡，苦杏仁苷是核果苦味的來源，極具毒素，苦杏研碎後加水放置，苦杏仁受到苦杏酶的作用，生成氫氰酸、苯甲醛。

在手工皂的應用上可以提升滋潤度及修復問題皮膚，但若使用超過50%會使手工皂變很軟，因此不建議使用超過50%。

夏威夷堅果油

Macadamia ternifolia F. Muell.

科屬：山龍眼科

主要脂肪酸：棕櫚油烯酸約25%、油酸57%、飽和脂肪酸約15%、維生素B、維生素E、維生素A前趨物質pro-vitamin A

特性：堅果香味，不乾澀，略有油氣。

保存方式：開封後八個月內需使用完畢。

夏威夷果本名是澳洲堅果，又稱昆士蘭果，是一種原產於澳洲的堅果樹。含有70～79%高量的油脂，富含不飽和脂肪酸，以油酸和棕櫚油酸為主，所含營養成分被人體消化吸收率極高。可減少胃酸，阻止胃炎、十二指腸潰瘍等功能，更能降低血壓，平衡血糖，是糖尿病患者最好的脂肪補充來源，其中的抗氧化作用更可以抑制糖尿病患者體內的過氧化過程。

在肌膚保健上，胡蘿蔔素跟葉綠素是促進皮膚新陳代謝、刺激細胞生長、加速療癒傷口的功能，並能保溼皮膚，減少皺紋的產生。對於皮膚炎，創傷療效顯著，經常用在皮膚外科傷藥中，尤其燒燙傷，消炎效果極佳，脫疤性能好。

在手工皂的應用上可以提升皂的滋潤度及改善膚質，加上即使高比例使用也不會使手工皂變太軟，因此建議可以高比例應用在手工皂上。

可可膏

Theobroma cacao

科屬：梧桐科

主要脂肪酸：油酸30～38%，飽和脂肪酸約55～68%（大多是硬脂酸跟棕櫚酸），植物固醇跟三萜烯類

特性：堅硬，在室溫仍是固態，幾乎不容易變質。

保存方式：密封後放室溫即可。

阿茲特克人跟馬雅人把可可當作是神聖之物，也是營養補充品。可可除了保養皮膚外，也是療傷藥膏中重要的素材。可可的脂肪中含有大量的植物固醇跟三萜烯，這些物質有抗菌、療癒傷口的特性，非常適合年長者跟孩童的脆弱皮膚。

應用在手工皂上可以提升皂的堅硬度，只要5%就可以提供手工皂的很好的滋潤度，並可以做出很好看的如巧克力般的黑色手工皂。

榛果油

Corylus Avellana

科屬：樺木科

主要脂肪酸：油酸約78～90%、亞麻油酸約3～14%、飽和脂肪酸約3～8%

特性：不乾澀。

保存方式：常溫下一年。

榛果是所有堅果類，唯一原生在歐洲的一種古老樹種，榛果的生長歷史可以追溯到冰河時期，自新石器時代開始即被人類大量使用，是供給人體養分最完整的來源。榛果無論以植物油方式直接食用，或是以乾果中具有像可可般的怡人香氣來增加料理或甜點的風味，都非常地受到歡迎。

榛果油中大量的油酸含量，使它無論是當作基底油來按摩或是製作手工皂，特別是針對敏感及乾燥膚質，其護膚效果都非常卓越。建議高比例使用，具有顯著的改善效果。

葵花油

Helianthus annuus

科屬：菊科

主要脂肪酸：亞麻油酸77%，油酸24～40%，維生素B、E

特性：不容易保存，接觸空氣候容易變質。

保存方式：開封後六個月內需使用完畢

葵花籽油（Sunflower Seed Oil）又稱為葵花油（Sunflower Oil），葵花又稱太陽花，有許多大小不同的品種，葵花籽油是從大型葵花籽所提煉而來，葵花籽外面有一層黑白條紋相間的殼，可以將生籽拿來提煉油脂。

(1)亞麻仁油酸葵花籽油

這是最常見於超市貨架上的葵花籽油，有高成分的多元不飽和脂肪酸或稱亞麻仁油酸，是一種對人體相當重要的脂肪酸。這類的葵花籽油常使用為烹飪或涼拌沙拉，有較高的發煙點和較低的飽和脂肪酸。

(2)高油酸葵花籽油

是一種較高等級的葵花籽油，含有80%以上的單一不飽和脂肪酸，需要較高的單元不飽和脂肪酸的食品產業及工業會需要它。

葵花籽油有良好的保濕功能，同時也因含有高成份的維生素 E，是天然的抗氧化劑，可防止皮膚老化並防止油脂腐敗，而且易為皮膚吸收，因此常見於各種化妝品及清潔護膚用品，如香皂、乳液等等。

在手工皂的應用上，皂化價跟橄欖油雷同，但做出來的皂比橄欖油軟很多，因此若高比例使用會使皂變得很軟，不建議使用超過40%。

橄欖油

Olea europaea L.

科屬：木樨科

主要脂肪酸：亞麻油酸10%、油酸75%、飽和脂肪酸15%、生化鯊烯、植物固醇、維生素A、維生素C、維生素D、維生素E、維生素K

特性：不同的橄欖品種壓榨出來的油，顏色與味道也會有所差異。

保存方式：一般常溫可以保存約八個月。

橄欖油是由木樨科的油橄欖的果實壓榨而成的。橄欖樹適合在地中海型氣候生長，多岩石的土壤地質含有豐富的有機物質，加上高山上純淨甘甜的雪水灌溉，地中海地區的希臘、義大利等許多國家有著天然數千年以上的橄欖樹，每年十月底到十二月是橄欖油採收的季節，頂級的橄欖油由人工採收，並且代代相傳，希臘人稱之為「神賜的禮物」。橄欖油之所以珍貴，在於堅持人工採收後二十四小時內必須盡速送到榨油廠，使用物理壓榨的方式，讓橄欖的營養價值保留到最多的養分。

國際橄欖油協會把橄欖油分成：

(1) 初榨橄欖油（Extra Virgin oil）是最上等的橄欖油，用的是最上等的橄欖，在室溫下以物理壓榨方式萃取，含游離脂肪酸最低，歐盟規定酸價要低於0.8才可以稱作初榨橄欖油。

(2) 純淨橄欖油（pure Olive oil）跟初榨橄欖油製法完全一樣，只是含有較多的游離脂肪酸。

(3) 橄欖油（Olive oil）含酸量較高，屬於精煉橄欖油。

(4) 淡橄欖油（Extra light oil）是精煉橄欖油加上少許純淨橄欖油混合而成的。

橄欖油具有豐富的單元不飽和脂肪酸，可以預防心血管疾病及幫助膽固醇的代謝。醫學報告證實，橄欖油中含有一種特殊成分oleocanthalu具很好的抗發炎效果，可以媲美阿斯匹靈卻又不會傷害胃壁黏膜，特別能夠舒緩身體上的疼痛及抑制發炎，與聖約翰草油調和後，使用在關節疼痛處，具有強化肌力，舒緩肌肉僵硬的效果。

橄欖油富含維生素E，除了對皮膚的保濕性佳外更可以促進細胞再生，十分適合乾性膚質。在製作手工皂的比例中甚至可以使用到100%的純橄欖皂，質地非常滋潤，秋冬季節使用甚至可以不需要乳液，更有改善問題皮膚、恢復皮膚健康的效果。

芝麻油

Sesamum indicum

科屬：胡麻科

主要脂肪酸：油酸約42～50%、亞麻油酸約38～44%、不飽和脂肪酸約14%、芝麻酚、植物固醇、木酚激素

特性：半乾澀。

保存方式：常溫下一年。

幾千年前中國跟印度就已經開始種植芝麻，一年生的芝麻植物最高可以長到1.2公尺，可算是人類史上最古老的植株。除了獨特的香氣，其油酸跟亞麻油酸比例相當的特性，對於人體中多種物質的轉換有很大的幫助，因此營養價值豐富，在中國是不可或缺的健康保養食用油，無論是病後、或婦女生產後、身體脆弱的時候是很好的營養補給品，平時多食用也可以做為養生保健、改善體質。

在印度，芝麻油是被視為重要的護膚油，以及神經系統的滋補劑，尤其當人們精疲力盡，或是皮膚狀況極糟的時候，芝麻油能夠提供身體跟心靈上的力量，促使皮膚提升防禦能力，形成保護層，提高身體最佳的抵抗力，並強化心靈的力量。使用芝麻油按摩，能夠代謝身體內重金屬物質，還能排出體內有毒物質，提高細胞活性，從而強化免疫系統。延緩皮膚的老化現象，降低身體慢性疾病的產生或改善風濕疾病的問題。

芝麻油屬於滋潤皮膚的油脂，因為脂肪酸成份穩定，因此適合在手工皂中做高比例的應用，惟需注意市售芝麻油混摻情況嚴重，皂化價的比例可能容易有差錯。芝麻油做出來的手工皂帶有淡淡的芝麻香味。

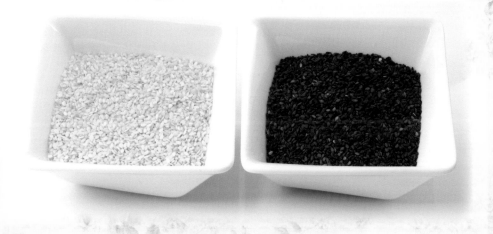

常用的護膚基底油

葡萄籽油
Vitis vinifera

科屬：葡萄科

主要脂肪酸：油酸約15～20%、亞麻油酸約70%、不飽和脂肪酸約7～10%、類黃酮，原花青素、維生素E、兒茶素

特性：帶有果香味，半乾澀。

保存方式：常溫下一年。

在中古世紀的歐洲上流社會中，葡萄籽油被視為十分珍貴及備受歡迎的油品，當時的人們將之稱為「青春之泉」，可見其營養價值倍受肯定，在二十一世紀的現代更是廣泛應用到美妝品中。葡萄籽油含有大量的原花青素（OPC），是一種具有全效性抗自由基的多酚物質，多飲紅酒對人體有益也是因為此成分的關係。原花青素的抗氧化作用比維生素C、維生素E及β胡蘿蔔素更好，因此葡萄籽油被視為「抗氧化的先驅」，其對抗自由基的因子對於心血管及免疫系統有極佳的幫助。

護膚美容方面，葡萄籽油質地清爽，很適合當按摩油的基底油，或是夏季乳液、乳霜的製作。葡萄籽油很容易被皮膚吸收，並且促進細胞的微循環，以達到長效性激勵免疫系統的作用。原花青素還能幫助身體提供養分，幫助骨膠原的生成，更能緊緻肌膚的結締組織，促進細胞活化再生。

琉璃苣籽油
Borago officeinalis

科屬：紫草科

主要脂肪酸：油酸約35%、γ-次亞麻油酸約20～25%、亞油酸約35～38%、飽和脂肪酸約15%、 棕櫚酸約11%

特性：特殊的藥草味。

保存方式：非常容易變質，因此市面上大多以膠囊方式販售。

琉璃苣籽又成為黃瓜草，毛茸茸的葉片聞起來有黃瓜味道，這種兼具香料和治療用途的植物最早來自於地中海地區，用來拌沙拉風味絕佳，還可以當藥草來治療憂鬱症及躁鬱症，泡茶、做成料理，也可以做成糖漿來緩解出現的低潮及失常的情緒。

近十年來，琉璃苣籽所萃取出的油，富含多元不飽和脂肪酸，多達25%的γ-次亞麻油酸，是眾多亞麻油酸眾多油品的代表，因此與月見草油的特性很相近，對於女性調理荷爾蒙、雌激素都有很不錯的效果。

內服方式對於激素失調、風濕病及心血管病變、身體發炎現象、調整脆弱或過旺的身體免疫系統，都有不錯的療效。

對於皮膚方面，外用能夠改善皮膚的新陳代謝率，減少皮膚水分的流失，皮膚將回復明顯的青春活力。

摩洛哥堅果油

Argania spinosa

科屬：山欖科

主要脂肪酸：油酸約38～48%、亞麻油酸約30～40%、飽和脂肪酸約15～23%、維生素E、α-生育酚、生化鯊烯、三萜烯、植物固醇

特性：具獨特堅果香味。

保存方式：密封冷藏大約一年。

摩洛哥堅果樹是世界上最古老的樹種之一，樹渾身帶刺，也被稱作硬木，它的根部一直可延伸到地下30公尺處，它在乾燥缺水、炎熱殘酷的沙漠地帶，提供人類存活所需的養分，提供了人類水果果實、油脂、養分，也提供了人類遮蔭、燃燒用的木材。

居住在摩洛哥的原住民柏柏爾人，從硬得跟石頭一樣的核果中榨取出高營養的堅果油。摩洛哥堅果油含有大量的α-生育酚，主要由維生素E的活化因子組成，可以保護身體抵禦外在環境的刺激。

摩洛哥堅果油還含有少見的珍貴植物固醇成分，可以保護肌膚避免受到陽光輻射的傷害，就像是皮膚的防護劑，減低皮膚癌的發生。摩洛哥堅果油很適合幫助神經性皮膚炎患者，增強皮膚的免疫系統，保護乾性粗糙的皮膚，舒緩發炎跟發癢的現象。大量的抗氧化因子也能夠預防皮膚的老化，跟強化清潔皮膚的結締組織，達到長效維持皮膚平衡不失調的效果。對於牛皮癬的療效很好，可以和椰子油、荷荷巴油、月見草油跟乳油木果脂相互搭配使用，效果更好。

月見草油

Oenothera biennis

科屬：柳葉菜科

主要脂肪酸：亞油酸約67%、γ-次亞麻油酸約8～14%、油酸約11%、飽和脂肪酸約8%

特性：強烈的特殊藥草味。

保存方式：非常容易變質，因此市面上大多以膠囊方式販售。

原產於北美洲，月見草籽需經過特殊的萃油方式才可取得月見草油，因此價格十分昂貴，但其營養價值無論對人體或心靈都有非常好的功效。

經過藥理測試，月見草油對於皮膚的病變及調節內分泌方面有很大幫助。月見草油中的γ-次亞麻油酸，對於人體的激素（體內神經的傳導物質）分泌有正向調和作用，尤其是女性激素失調如經前症候群或是經痛都有很顯著的功效，更可以調理經前的情緒不穩定。除了調理女性激素之外，也能調整男性體內激素失調所產生的情緒問題，尤其是面對急躁、高壓力下急速的情緒起伏、焦慮、神經高度緊繃，γ-次亞麻油酸能發揮最大功效，對於容易緊張、注意力不集中的小孩子也很有效果。

月見草油也是解決皮膚問題的"急救品"，北美洲的印第安原住民，早在五百多年前即將月見草籽磨碎，敷在皮膚的溼疹上。γ-次亞麻油酸能夠形成一種天然保護膜，能有效地抑制發癢、過敏等症狀，促進皮膚的細胞代謝和皮脂腺的分泌，使皮膚恢復彈性，並促使細胞再生的功能。

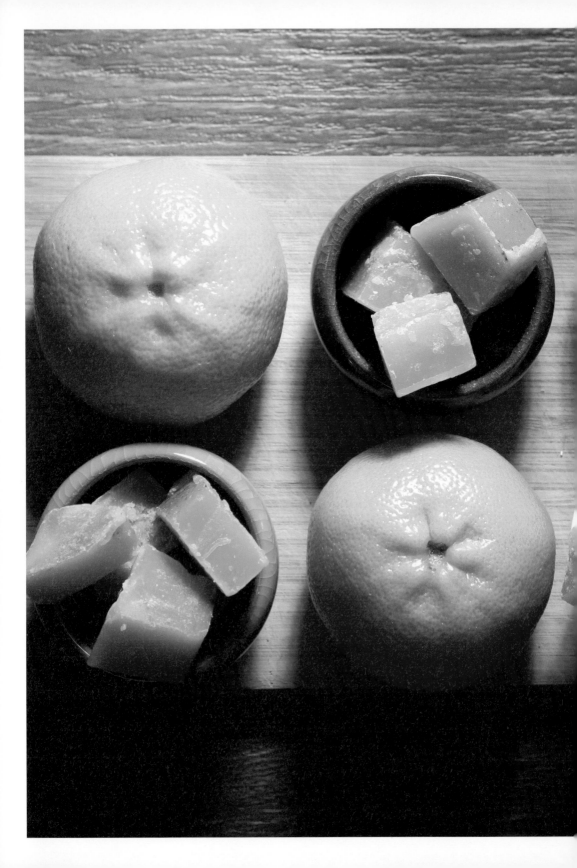

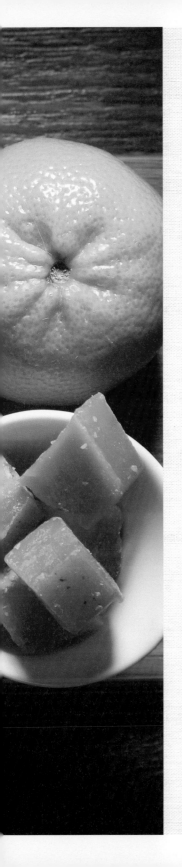

Part 3

Q&A
療癒植物大哉問

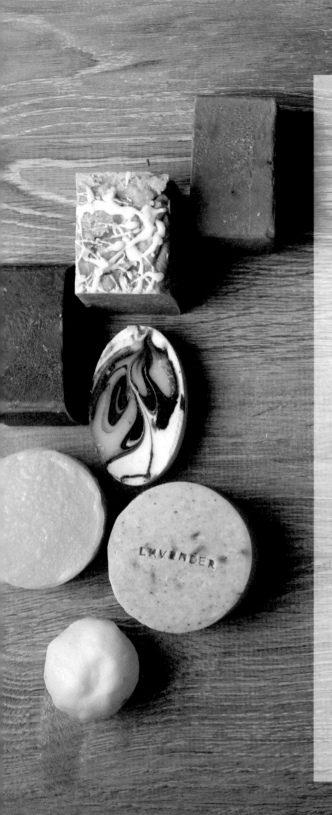

1. **精油是天然的，所以都是安全的嗎？**

A.大多數的精油都是天然萃取的，但有些必須經由化學溶劑萃取才能得到完整的香味，這樣的精油有時候會殘留些化學藥劑，必須稀釋後才能使用。

B.天然萃取的精油濃度相當高，所以只需要幾滴的劑量就可以達到很好的效果，劑量太高容易造成過敏或藥效力過強。如同使用中藥道理一樣，過量會造成物極必反問題，用量都需要斟酌。

2. **如何判斷精油品質？**

聞味道是最好的分辨方式，好的精油聞起來有層次的韻味。被稀釋過的或是化學合成的精油，聞起來味道平順、沒有層次感，甚至會有雜質的感覺，不會有層次分明的清晰味道。

3. **孕婦能否使用精油或花草茶？**

懷孕婦女的體質跟懷孕前不同，因此大部分的精油都不建議使用，尤其是能讓中樞神經放鬆的精油，很容易造成流產，為了安全起見，不使用比較好。許多花草茶的成分跟精油雷

同，許多都有放鬆效果，所以也不適合孕婦。

4. 老年人與小孩可以用精油或花草茶嗎？

老年人跟小孩的體質比一般人敏感許多，在使用劑量上需是一般人的二分之一。過小的幼兒因為肝臟尚未發育完全，使用的種類上也須注意。老年人有許多慢性疾病，有些精油使用了反而會引發生理上的問題，因此格外需要小心挑選。

5. 手工皂什麼時候容易出油斑？

出油斑原因有下列：

A.製作過程中攪拌不均勻，皂化不完全，有些沒被皂化油脂殘留下來。

B.晾皂過程中，灰塵跟停留在皂表面的甘油起氧化作用。

C.手工皂在忽冷忽熱溫差很大的環境久置，容易起氧化作用。最好的方法是，晾皂時要注意環境的溫度跟溼度，盡量處在一個恆溫環境。

6. 打皂沒5分鐘就皂化？該怎麼辦？是否會影響品質？

打皂的過程中要是30分鐘內就迅速凝固了，表示「假皂化」現象，可能原因有以下：

A.水量太少，增加水量可以解決。

B.有些油脂本身的特性會容易加速皂化，將這些油的比例降低即可。

C.植物油已經不新鮮，例如：浸泡過的油容易出現此現象（大多數是經過二個月以上的浸泡），或是植物油放置超過一年以上，容易起氧化作用。雖然外觀上看不出來，但如果是同一種植物油，新鮮的油脂跟被氧化後的油脂，做皂後就很容易辨識出來。

7. 皂粉生成的原因是什麼？如何避免？

皂的表面上有皂粉的生成是因為皂液在第二次皂化的過程中與外界（室溫）的溫度差太大。例如：沒有將入模型的皂放在保溫箱中保溫，或是室內溫度太低，入模型後的皂液正在進行第二次皂化，此時如果正在反應中的皂液直接與空氣接觸，皂液中的氫氧化鈉（$NaOH$）會與空氣中的二氧化碳（CO_2），反應成碳酸鈉（$NaCO_3$），即容易造成皂的表面有白色游離鹼（碳酸鈉）的形成。

避免的方法有以下：

A.氣溫低於20℃時，一般不建議做皂。

B.入模前確認溫度達30℃以上，以及確實做好保溫動作。

C.在皂模型上放置報紙保溫，或是放一個墊片當成「蓋子」，確保皂液跟外界隔絕。

8. 水的比例跟天氣有關？如何設定倍數？

關於水量的比例分配，我在第一本書中有詳細分類過了，在此就不多贅述，若是依照氣候的分類大致可以分為：

A.雨季做皂時因為溼度可能高達90％～100％，會使香皂不易硬化，因此建議水量減少。如果標準上應該是2.5倍的水量，雨季做皂建議2倍水量即可。

B.夏季氣溫超過35℃，氣溫及溼度皆高時，水量也建議如上敘述的倍數減少，因為溼熱高溫的天氣會加速手工皂氧化速度，就如同炎炎夏日，早上放在室溫下、沒放入冰箱的食物，下午即酸敗的原理是一樣的。水量的增多也容易使手工皂氧化酸敗（出油斑）。

9. 咖啡粉要如何添加到皂裡？比例約多少？

喜歡喝咖啡的朋友，也喜歡將咖啡粉放入手工皂中，不過咖啡粉入皂並不會使得香皂有咖啡味，只有咖啡粉的粗顆粒變成可以去角質的磨砂功能而已。建議用量大約5g，即可以達到磨砂效果，放太多反而洗起來不舒服喔！

10. 如何分辨手工皂用途？洗頭？洗澡？洗顏？

手工皂的用途一般都是在一開始設計植物油比例時就決定好的。所以在設定用途之前，我們必須瞭解自己所使用的素材，哪些適合洗臉用？哪些適合洗髮？還有哪些可以洗澡用？例如：對毛髮有用處的植物油有：蓖麻油、橄欖油、酪梨油、山茶花油等，在配方中放入這些植物油就可以達到洗髮功效（關於植物油的功能性及主要成分組合在植物油的篇章裡有詳解）。

11. 油鹼的溫度一定要相同才能打皂嗎？可以不相同嗎？

一般做皂大多數把油溫跟鹼水的溫度設定在相同溫度，這樣的結果是能確保製作時不容易「假皂化」，因為整個製皂的過程，都是一種「慢速放熱作用」。因此，保持穩定的溫度是製作好品質手工皂的關鍵之一；當然也有人嘗試兩者不同溫度時做皂，皂化成功的案例也是有的，不過油鹼溫度不同時，也要看使用的植物油種類是否適合？如果使用了皂化快速的植物油或是香料，油鹼不同溫時「瞬間皂化」的可能性極高（關鍵在於用了什麼植物油），而失敗的機率也跟著提高了。

12. 有油斑或油耗的皂要丟掉嗎？

基本上，製作手工皂耗時又耗工，很辛苦才完成一塊香皂，但可能因為沒有保存好或是製作過程中出了些差錯，造成了油斑或油耗味出現，但是這樣的香皂洗感還是很優，只是味道不太好。一般我會建議留著洗手，或是洗碗，但也有人把油耗的皂切小塊後「重組」做成洗衣粉，或是蒸煮過後加入新的香味，等待凝固硬化後又是一塊「新的手工皂」喔！

13. 鹼粉可以多放或少放嗎？減鹼或增鹼好嗎？

減鹼的手法來自於日本，日本氣候乾燥，日本人喜歡滋潤一些的香皂，少放一些鹼粉也可以降低手工皂的刺激度。而減鹼跟超脂都是相同原理，把鹼粉減少到5～10%左右，多留下一些不被皂化的油脂，以提高香皂的滋潤度。但這方法不適合台灣潮溼炎熱的氣候，因為鹼度不夠高時手工皂中沒有被皂化的油脂容易被空氣氧化，這種道理如同做醃漬品時，要是少放了醋或鹽巴，醃漬品的保存期限也會變短一樣。

14. 超脂的油品有哪些可以選擇？

關於超脂的油品一般我們是選擇能夠滋潤皮膚的植物油，例如玫瑰果油或荷荷巴油等高滋潤油品（建議可以參照皂化表中的INS一欄），不過做超脂時需要注意比例不能太高，否則破壞了原本油、鹼、水的主要比例，也是致使手工皂容易氧化酸敗的原因。

15. 冷製法跟熱製法有什麼準則？

冷製法一般設定在50℃以下，熱製法設置在65～80℃。可以參照自己所選擇的主要植物油，根據該植物油的「發煙點溫度」來考量要做熱製還是冷製的做法。

16. 打壞的皂變成鬆糕以後怎麼辦？

可以將變成鬆糕的皂切成小塊放入電鍋蒸煮，重製後再塑形即可，或是切小塊再放入新的皂液中製成另一款手工皂也是不錯的方法。

17. 晾皂時間如何判斷？

晾皂的時間一般依照脫模後的皂體軟硬度來判斷，或依照製作時的軟硬度來設定，癒軟的香皂晾皂的時間癒久，癒硬的香皂晾皂時間癒短，也就是皂脫模後皂體本身很硬的話，大約需要晾皂三十天左右，但如果皂體很軟，表示皂化還尚未完全，需要更長的晾皂時間，有些皂可能需晾長達六十天以上。

此外，例如乳油木做的手工皂需要2倍以上或更長時間晾皂，才能將pH值變得更溫和、洗感更好，且以乳油木高比例製作的手工皂有放越久越好洗的特性，超過一年以上者最佳，還可以存放很多年不會變質（我曾經將乳油木皂放置超過八年以上仍然沒有任何油耗、油斑，而洗感更溫和滋潤）。

18. 何為鹽析法？

利用肥皂與甘油對水的溶解度不同的特性，來將兩者分離。皂化完成後，加入飽和食鹽水。因肥皂不溶於食鹽水，故浮在液面與甘油分離。此一應用食鹽水使肥皂與甘油分離的方法，叫做「鹽析」。取出浮在上面的肥皂，若取鹽析後的肥皂，放置冷卻，並添加香料及顏料，則成為市售的香皂。

19. 假如使用液鹼時鹼水溶液大約45℃，油溫不加熱（室溫30℃）兩者相差10℃以上時，可以做皂嗎？

一般來說要是鹼水溫度跟植物油溫度有落差時，很容易加速皂化，原則上是有助於縮短製作時間，但若配方中選擇容易加速皂化的植物油，極可能來不及入模就硬化，為了避免失

敗，建議使用液態鹼製皂時讓油溫跟鹼水溫度相同，油鹼混合後再視情況考慮是否將皂液加熱製作。

20. 電動攪拌器打皂跟純手工打皂，製作出來的手工皂有何不同？

這個道理就跟機器做出來的水餃，與純手工做出來的水餃，吃起來的口感肯定是不同的。電動攪拌器打皂因為是瞬間高速加熱，所以製作時間很快就可以達到第一次皂化結果（trace濃稠狀態），但再度強調手工皂的整個皂化過程是一種「慢速放熱」的作用。就像是應該要花數月才能熟成的水果，如果施打生長激素，可以在短時間快速熟成，並且味道甜美一樣。機器打出來的手工皂結構比較鬆散，因此也很容易就溶於水，而純手工打出來的皂，結構比較結實，使用時間也會比機器打出來的皂長一些。不過以商業考量來說，機器做的手工皂確實比純手工打的皂來的有經濟效益。

21. 我想知道老人痴呆症能用什麼花精來幫助他？

Bach醫生的花精療法中提到避免使用"疾病名"來選擇花精，而是使用「情緒」或是「性格」來選擇適合個人的花精，我們建議當自己是主要照顧者的時候（對老人、嬰兒或是失去自我照顧能力、在我們合法權限內的家寵物等），我們可以按照他們的當下失衡的情緒或是性格來為他們選擇花精。同時我們更可以關照自己，在照顧他們的當下有什麼失衡的情緒，也幫自己選擇適合的花精，更能夠解決問題。

22. 加護病房中的病人可以使用花精嗎？

建議使用急救花精，可以滴4滴在30ml礦泉水裡做成急救噴霧，給病人的家人在每次探病的時候，噴在病人臉上大約30公分高度的空間裡，病人及可以感受到花精的訊息。

各種油脂的皂化價表

油脂種類		皂化價 / 氫氧化鈉		INS 值
椰子油		0.1900		258
米糠油 / 玄米油		0.1280		70
玫瑰籽油		0.1378		16
乳油木果脂		0.1280		116
紅花油		0.1360		47
葵花籽油		0.1340		63
杏桃核仁油		0.1353		91
小麥胚芽		0.1310		58
玉米油		0.1360		69
橄欖油		0.1340		109
棕櫚油		0.1410		145
開心果油		0.1328		92
夏威夷核果		0.1390		119
榛果油		0.1356		94
荷荷芭油		0.0690		11
葡萄籽油		0.1265		66
月見草油		0.1357		30
甜杏仁油		0.1360		97
山茶花		0.1340		108
酪梨油		0.1339		99
蜂蠟、蜜蠟		0.0690		84
琉璃苣油		0.1357		50
芥花油		0.1324		56
蓖麻油		0.1286		95
大豆油		0.1350		61
可可脂		0.1370		157
紅棕櫚油		0.140		142
棕櫚核仁		0.156		227
芝麻油		0.133		81
苦楝油		0.139		124

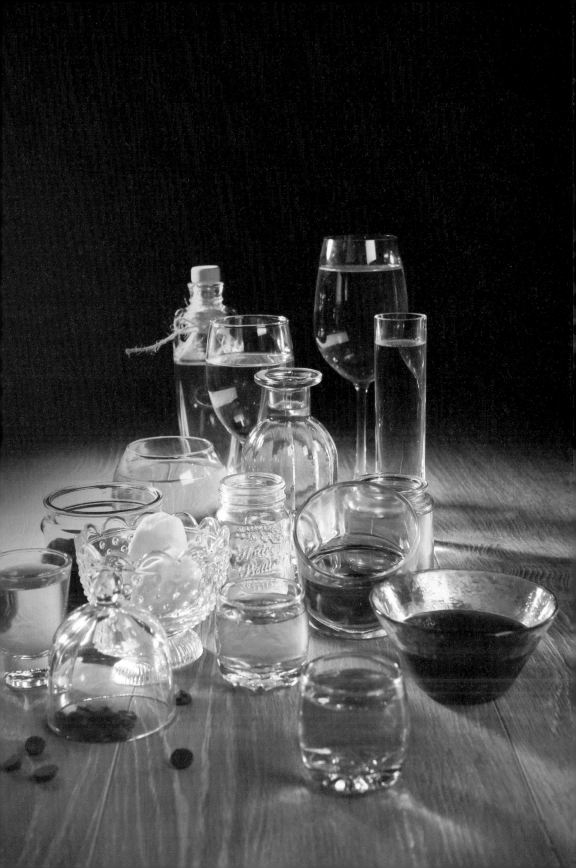

C O P Y R I G H T

腳丫文化

■ K079

自皂健康　38種天然花精×20項香草×18款精油，讓你幸福變身

國家圖書館出版品預行編目(CIP)資料

自皂健康 / 愛美麗, 許心馨著. -- 初版. -- 新北
市：腳丫文化, 2016.12
　　面；　公分
　ISBN 978-986-7637-90-1(平裝)

　1.芳香療法

418.995　　　　　　　　　　105013905

作　　　者：愛美麗、許心馨
主　　　編：謝昭儀
校　　　對：愛美麗、謝昭儀
美 術 設 計：林佩樺
攝　　　影：林佩瑾
插　　　畫：詹詠溱

出 版 者：文經出版社有限公司

< 總社 ‧ 業務部 >

地　　　址：241 新北市三重區光復一段61巷27號11樓A(鴻運大樓)
電　　　話：（02）2278-3158
傳　　　真：（02）2278-3168
E - m a i l：cosmax27@ms76.hinet.net

法 律 顧 問：鄭玉燦律師
電　　　話：（02）291-55229

發 行 日：2016 年 12 月　初版一刷
定　　　價：新台幣 380 元